당신이 생각조차 못 해 본
30년 후 의학 이야기

당신이 생각조차 못 해 본
30년 후 의학 이야기

윤경식 외 9인 지음

청아출판사

2020년 벽두부터 중국으로부터 코로나19 바이러스 감염이라는 큰 시련이 의료계에 닥쳤습니다. 충실하게 잘 대응하고 있는 대한민국 모든 병원들에 감사하며, 이러한 진료가 이루어질 수 있도록 과학적 기반을 제공해 주시는 기초의학 분야 여러 교수님이 쓴 책이 너무나 반갑습니다.

감마나이프 방사선 수술로 뇌종양을 치료하는 분야에 매진해 온 지난 40여 년 동안 의학 발전에 대해 많은 생각을 해 왔습니다. 앞으로 30년 후 미래 의료는 정말 많은 변화와 성장을 이루어 낼 것으로 확신합니다. 이 책을 통해 독자 여러분들이 생각하지도 못했던 30년 후 의학을 꿈꾸고 대비하시길 바랍니다.

_ 임영진, 대한병원협회 회장

윤경식 의과학연구원장님께서 바이오헬스 분야의 교내 교수님 네

트워크와 같이 30년 후 의학의 미래에 대한 진지한 고민을 한 결과를 책으로 펴내게 됨을 진심으로 축하드립니다. 미래 세대가 고민할 만한 다양한 의학 발전 주제들을 잘 정리한 책을 만나게 돼서 독자의 한 사람으로서 감사하게 생각합니다.

정형외과 진료를 하며 인공관절 시술을 40년 넘게 하고 있는 본인으로서는 의료 기술의 발달이 사회와 의료계에 미치는 영향이 지대한 것을 알고 있기에 정확한 의학 정보를 전달하는 좋은 책을 만나게 됨을 환영합니다. 아무쪼록 이 책이 우리의 미래 세대인 중고등학생, 대학생 및 초고령화 사회에서 질병에 대한 고민이 많은 여러 독자에게 의학 지식을 쉽게 설명할 수 있게 되기를 기원합니다.

_ 김기택, 경희대학교 의무부총장 겸 경희대학교 의료원장

의학 발전과 수명 연장에 따라 건강한 삶을 누리기 위해 어떻게 생활해야 하는가에 관한 관심이 더욱 높아지고 있습니다. 언론들은 수많은 건강 정보를 제공하고 있으나, 잘못된 상식이나 자극적인 기사들로 혼란스러워하거나 시행착오를 겪는 사람들이 많은 것도 사실입니다. 이러한 상황에서 여러 의학 분야 전문가들이 만든 교양서적《당신이 생각조차 못 해 본 30년 후 의학 이야기》는 일반 독자에게 아주 유익한 정보를 제공할 것으로 생각합니다. 특히 이 책은 건강과 의학 분야에 대해 현재 알려진 정보뿐만 아니라, 30년 이후 의학의 변화를 예측해 볼 수 있도록 구성돼 있어 더욱더 흥미로운 서적이 될 것으로

판단됩니다. 여러 분야 교수님들과 전문가들께서 노력해 주신 이 책이 독자분들에게 유익한 건강 및 의학 정보를 제공할 수 있기를 기대해 봅니다.

_ 조영욱, 대한의사협회 학술이사

30년째 미생물, 바이러스, 면역학을 공부해 온 제게 좋은 책을 추천할 기회가 생긴 걸 감사하게 생각합니다. 그동안 정말 많은 의학의 발전이 이루어졌지만, 2020년 현재 3만여 개의 염기로 구성된 코로나19 바이러스로 세상이 혼돈에 빠지는 걸 보면, 30억 개의 염기로 구성된 인간의 다양성을 이해하고 질병을 완전히 극복하는 데는 엄청난 시간이 걸릴 것이 분명합니다. 이 책을 통해 의학 계열, 생명과학을 전공할 희망을 품은 학생들이 꿈을 가진다면 더할 나위 없이 좋은 일일 것으로 생각합니다. 수고하신 저자분들에게 다시 한번 감사의 말로 추천사를 대신하고자 합니다.

_ 유승민, 을지의대 학장

인간 유전체에 대한 정보가 2003년 세상에 공개된 지도 이제 20여 년이 되어 갑니다. 그사이 인간 유전자에 대한 정보가 엄청난 속도로 밝혀지고 있지만, 질병과 연관된 유전자의 영향을 모두 분석하는 것은 시간이 더 필요한 일일 것입니다.

새로운 분석 기술의 발전과 정밀의료, 유전체학, 단백체학, 재생 의료, 단일 세포를 분석하는 기술들이 인공지능, 빅데이터를 다루는 컴퓨터 과학과 융합되면서 각 연구 주제별로 급격한 발전이 이루어지고 있습니다. 30년 후 우리가 만나게 될 의학은 사실 많이 궁금합니다. 30년간 생화학을 연구한 연구자로서 작은 힌트나마 줄 수 있는 좋은 책이 나온 것을 기쁘게 생각하며 책을 접하는 독자분에게 많은 도움이 될 것이라 확신하며 추천해 봅니다.

_ 김호식, 가톨릭의대 생화학교실

서문

30년 후 의학의 미래를 고민하며

1949년에 개교한 경희대학교는 2019년 70주년을 맞았습니다. 대학의 사명이 사회적 이슈에 대한 해결책을 고민하는 것이라는 점에서 '70주년 기념사업위원회'는 대학의 역할에 대해 고민했고, '지속할 수 있는 인류 사회'라는 목표를 중심으로 지구 온난화 문제, 사회적 갈등 문제와 같은 고민을 해결하는 노력을 하기로 했습니다.

이에 바이오헬스 분과에서는 30년 후의 미래 의료가 어떤 것인지를 소개하는 내용으로 의학, 치의학, 한의학, 약학, 간호학, 식품영양학, 환경공학, 생명공학, 인공지능 전문가들이 한자리에 모여서 고민하고, 이를 30년 후 이 사회의 주역이 될 중학생, 고등학생, 대학생에게 소개하면 좋겠다고 생각했습니다. 30대부터 60대까지 다양한 나이대의 교수님들이 한자리에 모였습니다. 젊은 교수의 참신하고 도전적인 생각과 원로 교수의 세상 경험을 조화롭게 수렴할 기회를 얻었고, 전문가들이 놓치기 쉬운 다른 분야에 대한 이해를 넓혀 가며 고민한 결과를 여러분과 공유할 수 있게 돼서 매우 기쁩니다.

70주년 기념으로 경희대학교 조인원 총장님, 부총장님 등 주요 보직자가 모여서 지구 온난화와 관련된 영국 BBC 다큐멘터리를 보고 10년 뒤 지구의 미래에 대해 고민을 할 때는 30년 후 의료의 미래가 과연 올까 고민이 됐습니다. 그런데 인류의 가장 큰 장점은 지식을 공유하고 책으로 후세에게 전달해 온 역사를 지닌 것입니다. 이에 현재 전 지구적으로 산업 영역 중 가장 활성화되고 있는 바이오헬스 분야에 대한 미래 예측을 공유하는 것은 의미 있는 일이 되리라 생각합니다.

가장 보수적인 접근법으로 진료를 수행하는 의료 분야에 가장 혁신적인 기술들이 진입하기는 쉽지 않을 것입니다. 따라서 우리 예측이 다소 과장된 예측이 될지 모른다는 염려도 있습니다. 하지만 우리는 이미 알파고가 세계 최고수라는 이세돌 9단을 꺾는 모습을 보면서 충격에 휩싸였습니다. 인공지능과 빅데이터의 활용을 통한 의료 분야의 발전은 이미 비약적인 속도로 전개되고 있습니다. 그렇게 보면 불가능한 미래만은 아닐 것 같습니다. 분명 지금보다 엄청나게 발전된 의료가 다가올 것은 분명합니다.

다만 최근 코로나19 바이러스에 전 지구가 당황하는 것처럼, 의료 분야에서 새로운 기술을 적용하는 데 대한 두려움으로 그 속도가 느려질 수 있을지도 모르겠습니다.

이 책에서 미래를 예측하며 했던 가장 큰 고민은 많은 분야에서 새롭게 등장할 새로운 기술과 혁신의 속도로 우리 예상이 완전히 빗나가는 것은 아닐까 하는 점이었습니다. 하지만 20년 전 예상했던 의료의 미래보다 천천히 변하는 의료를 바라보면 전문가들의 시각이야말로 너무 낙관적으로 앞서 있을 수도 있겠다고 생각해 봅니다.

많은 예측이 이루어지겠지만, 일부 분야에서는 새로운 기술로 보다 급격한 변화가 나타날 겁니다. 또 일부 분야는 사회적 이슈들로 천천히 변할 것입니다. 가장 중요한 점은 이러한 기술들을 받아들이는 사회적 합의와 법적, 제도적, 윤리적 문제들을 인류가 현명하게 해결해야 할 것이라는 점입니다. 무인 자동차의 운행, 드론의 택배 배달과 같은 예측이 몇 년 전에도 있었지만, 사회적 합의를 이루어 내는 데 법적, 제도적 문제들로 큰 어려움을 겪고 있습니다. 그렇다면 사람의 생명과 직결된 의료 분야의 미래는 조금 더 느릴 수도 있겠다고 생각합니다. 이러한 변화를 피부로 맞이할 10대, 20대가 이 문제들을 해결할 좋은 방안을 고민하고 제시하는 데 조금이나마 도움이 될 수 있었으면 좋겠습니다.

바이오헬스 분과를 구성한 10여 분 교수님들의 열정적인 세미나와 고민들에 우선 깊은 감사를 드립니다. 또한 아낌없는 도움을 주신 70주년 기념사업위원회의 오종민 사무총장님, 김미혜 국장님, 뒤에서 묵묵히 행정적 뒷받침을 해 주신 의과학연구원 이상구 선생님께도 감사드립니다.

경희대학교의 70주년이 100주년이 되는 순간 우리 예측이 어떻게 구현되는지 바라보는 재미와 함께 5년 또는 10년 주기로 미래 예측의 변화를 이 책의 개정을 통해 계속 고민할 수 있기를 희망해 봅니다.

2020년 2월 경희대학교 의과대학에서 윤경식

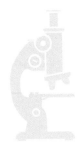

목차

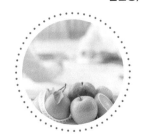

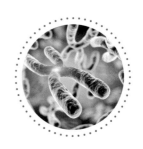

2장

30년 후 의료, 어떤 모습일까?

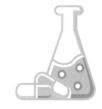

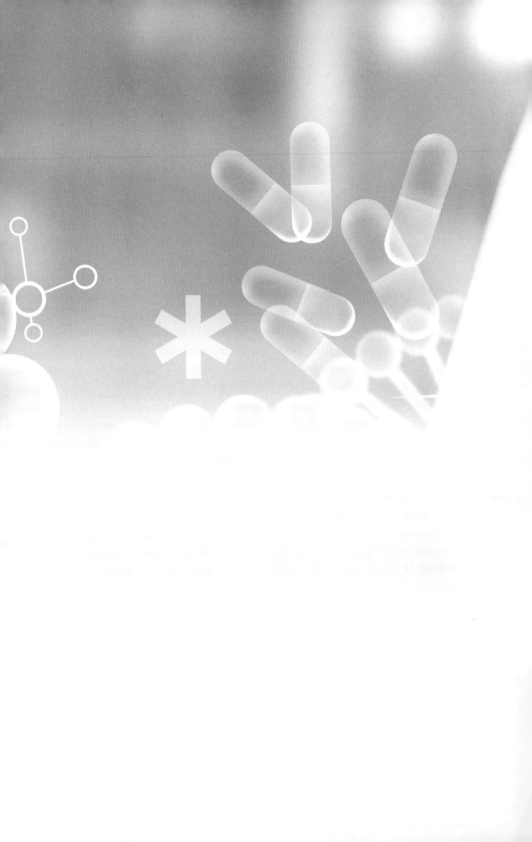

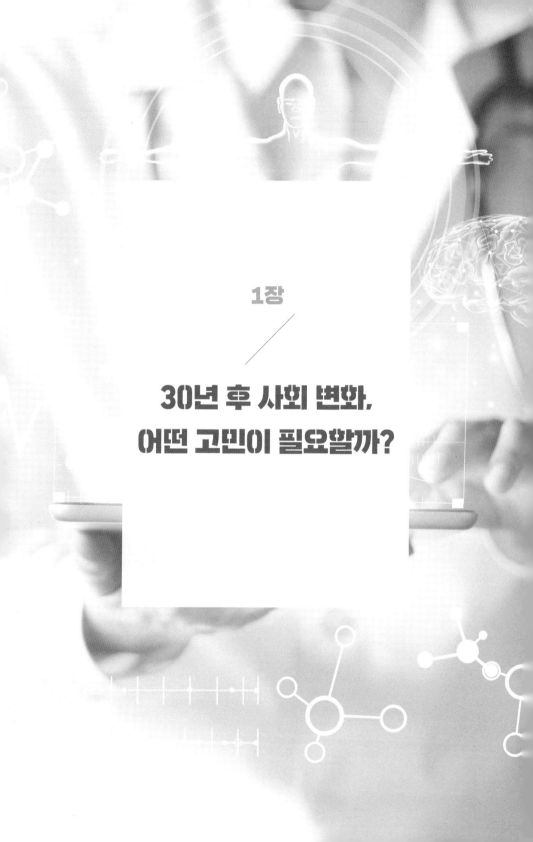

1장

30년 후 사회 변화, 어떤 고민이 필요할까?

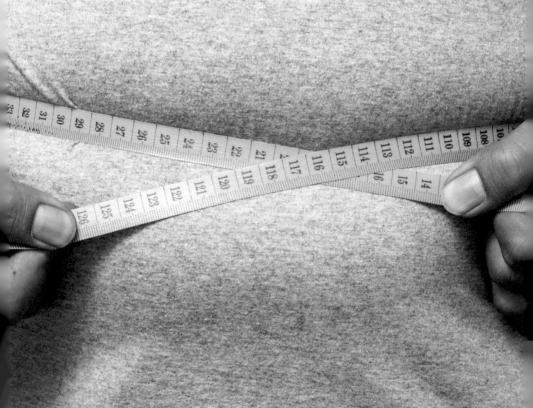

점점 뚱뚱해지는 현대인

박승준, 경희대학교 의과대학 약리학교실

새해가 되면 많은 사람들이 운동이나 다이어트 계획을 세웁니다. 헬스장에 가서 등록하고, 멋진 운동복을 사서 한강변에도 나가고요. 하지만 운동은 힘들고, 주변에 맛있는 음식은 너무 많아서 결국 작심삼일 경험이 추가됩니다. 다이어트 산업이나 어학 산업은 '결심 산업'이라고 한대요. 결심을 해야 이룰 수 있다는 건데, 이 산업이 지탱되는 비결은 바로 사람들의 작심삼일입니다. 다이어트에 실패한 우리에게 남는 건 '요요'고요. 살을 빼는 것은 의지로만은 힘듭니다. 그 이유를 생각해 보려고 합니다.

비만, 개인의 문제일까?

흔히들 많이 먹고 운동을 안 해서, 곧 탐식

과 나태가 비만의 원인이라고 이야기합니다. 하지만 진짜 그럴까요? 비만 관련 시장에서 개인은 일종의 피해자라고 할 수 있습니다. 무기력하고 수동적이죠. 《강요된 비만》(거름, 2012) 표지에는 '늘어진 뱃살에 대해 당신은 아무 책임이 없다!'라는 말이 나옵니다. 비만은 개인의 책임이 아니라는 주장이죠. 《단맛의 저주》(한경비피, 2014)의 저자 로버트 러스티그는 '비만은 개인의 책임'이라는 주장에 대해 여섯 가지 근거를 들어 반박하고 있습니다. 지금부터 이를 소개해 드릴게요.

• 비만은 개인이 선택한 것이 아니다

비만은 스스로 선택하는 게 아니에요. 비만이 자신에게 유리하다고 생각한 사람은 없습니다. 살이 찌길 바라거나 비만을 모방하는 사람은 아무도 없죠. 비만은 각종 합병증, 이를테면 심장 질환, 제2형 당뇨병, 일부 암 발생률 증가 등 헤아릴 수 없이 많은 문제를 야기합니다. 비만인의 경우 의료비 지출이 4배 이상 더 증가한다는 보고도 있고요.

비만인에 대한 사회적 차별 역시 많습니다. 연애나 결혼을 하는 데 지장이 있을 수도 있고, 임신이 잘 안 될 가능성이 있으며, 하다못해 아르바이트를 선택할 때도 제한이 많습니다. 비만인 사람은 만성 질환을 앓고 있는 사람보다 수입이 적다는 보고도 있습니다. 더 놀라운 사실은 아동 비만에 대한 차별이 엄청나다는 겁니다. 어떤 연구에 의하면 비만 아동은 항암 치료를 받는 아이들과 비슷한 수준의 삶을 경험한다는 놀라운 보고도 있습니다. 아이들에게 사진을 주고 함께 놀고 싶은 아이를 고르라고 했을 때 뚱뚱한 아이를 가장 늦게 골랐다는 이야기도

있고요. 또래에서 따돌림을 당하거나 괴롭힘의 표적이 되거나 자존감
이 낮아지거나 이런 여러 가지 좋지 않은 점들이 따라오게 됩니다.

우리는 이렇게 생각합니다.

'먹고 싶은 걸 참을 수 없어. 내가 그래서 살이 찌는 거야.'

결국 내 책임이라는 거죠. 내가 주도권을 가지고 있고 내가 나를 바
꾸면 날씬해질 수 있을 거야. 나도 모르게, 내가 원하지도 않았는데 살
이 쪘다면 해결할 방법이 없지 않을까? 나한테 주도권이 없지 않을
까? 이런 무기력에 빠지기 때문에 통제권이 자기에게 있다고 생각하
는 게 훨씬 더 속이 편합니다.

하지만 통제권이 진짜 나에게 있을까요? 《강요된 비만》(거름, 2012)
에 '우리 사회가 비만인 사람을 만든다, 하지만 우리는 그들을 견뎌내
지 못한다'라는 내용이 나옵니다. 앞서 이야기한 여러 가지 차별 같은
것들을 말하는 거겠죠.

• 식단 조절과 운동은 효과가 별로 없다

거의 없다고 하는 게 맞을 겁니다. 지금까지 나온 다이어트 방법이
2만 6천 종이 넘는다고 해요. 그 많은 다이어트는 왜 실패를 했을까
요? 통계적으로 거의 95% 이상이 실패하고, 요요 없이 10년 이상 체
중을 유지하는 사람은 5% 미만이라고 합니다. 덜 먹고 운동을 많이
하면 살이 빠질 거라는 내용의 현재까지 나온 다이어트 방법들은 행
동을 부정하거나 생활 방식을 교정하는 것입니다. 하지만 거의 실패
하죠. 과연 내 잘못으로 실패하는 걸까요? 그 잘못이 나한테만 있나

요? 아니라는 겁니다.

• 비만은 개발 도상국에서 더 심각하다

미국이나 영국, 호주, 캐나다 등 선진국의 비만 문제야 잘 알려져 있죠. 비교적 날씬하다고 알려진 프랑스, 일본, 우리나라도 지난 10여 년간 비만 아동이 두 배 이상 증가했다고 합니다. 술을 마시지 않는 말레이시아, 중국, 브라질, 인도 등등 개발 도상국도 마찬가지입니다. 특히 문제가 되는 건 아시아 환태평양 지역 섬나라와 아프리카에서도 비만이 증가하고 있다는 겁니다. 이 현상의 원인은 미국식 식단이 글로벌 식단으로 자리 잡았기 때문입니다. 식단의 서구화가 전 세계적으로 일어나고 있는 겁니다.

선진국에서는 한두 세기가량 긴 시기에 걸쳐 식단이 서서히 변했습니다. 반면 개발 도상국에서는 그러한 변화가 원하지 않은 상태에서 거의 반강제적으로 일어났습니다. 그것도 수년, 기껏해야 수십 년간에 걸쳐서 짧은 시간 안에요. 그로써 식단이나 식품 생산, 식품을 배분하고 소비하는 양식이 완전히 바뀝니다. 1980년대와 비교해 보면 선진국의 비만율도 많이 증가했지만 개발 도상국의 비만율은 그보다 더 높은 증가세를 보이고 있습니다. 1980년대에는 선진국의 비만 인구가 더 많았지만, 2008년에는 개발 도상국의 비만 인구가 더 많은 것으로 역전됐습니다.

그 이유를 급속한 영양 전환 때문이라고 이야기합니다. 즉 전통 식단을 따르던 집단이 최초로 서구 음식에 노출돼 식이 양상이 완전히

미국		38.2%
멕시코		32.4%
뉴질랜드		30.7%
헝가리		30%
오스트레일리아		27.9%
영국		26.9%
캐나다		25.8%
칠레		25.1%
핀란드		24.8%
독일		23.6%

◆ OECD 국가의 비만율
OECD 홈페이지

변화하는 것을 영양 전환이라고 하는데, 그 영양 전환이 일어나는 시간이 너무 짧았다는 겁니다.

OECD 통계에 의하면 여전히 미국이 38% 정도의 비율로 가장 높은 비만율을 보이고 있지만, 인구를 따지지 않고 살펴보면 태평양 섬나라들(아메리칸사모아, 나우루, 쿡아일랜드 등)의 비만율은 무려 70%가 넘습니다. 나우루 같은 섬나라에서 성인의 평균 BMI가 거의 34~35%에 육박한다고 합니다.

• 더 뚱뚱해지는 동물들

20여 년간 쥐와 고양이, 개 등 여덟 종의 동물 2만 2천 마리의 몸무

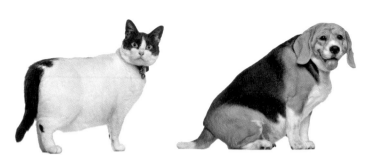

◆ 동물의 체중도 점점 증가하고 있습니다.

게를 조사하고, 그 결과를 수록한 논문이 있습니다. 그에 따르면, 시설
에 있는 동물과 실험 동물까지 포함해서 조사했더니 동물의 체중이
꾸준히 증가하고 있다고 합니다. 믿기 어려운 일이지만, 왜 이런 일이
벌어지고 있는지 이유는 아직 잘 모르겠습니다.

• 가난한 사람이 더 뚱뚱하다

미국에서 비만율이 높은 주는 미시시피, 웨스트버지니아, 아칸소,
루이지애나, 앨라배마, 오클라호마, 테네시 등입니다. 이 주들은 남부
에 위치하며, 높은 빈곤율을 보이는 주입니다.

우리나라도 마찬가지로 고소득층에 비해 저소득층에서 고도 비만
율이 훨씬 더 높습니다. 소아, 청소년의 비만율도 고소득층에 비해 저
소득층에서 훨씬 더 높은 것으로 나타나고요. '비만의 역설'이라고 말
해도 과언이 아닙니다. 비만은 가난을 먹고 자란다는 말이 괜히 나온
게 아닌 것 같습니다.

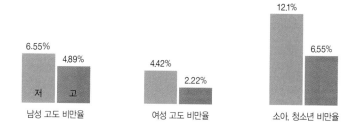

6.55%
4.89%

저 고

남성 고도 비만율

4.42%
2.22%

여성 고도 비만율

12.1%
6.55%

소아, 청소년 비만율

◆ 소득 수준별 비만율

이러한 현상은 가난한 사람은 음식을 선택할 여지가 별로 없다는 것과 관계가 깊습니다. 그날그날 에너지를 보충할 수 있는 싼 가격의 고칼로리 음식만 선택할 수 있을 뿐이지, 건강식을 선택해서 식단을 다양화할 수 있는 여지가 별로 없어요. 이런 경우에 과연 개인의 책임으로 돌릴 수가 있을까요? 그래서 비만은 세상의 굶주림을 해결하는 과정에서 생긴 또 다른 질병이라고 이야기합니다.

· 크게 늘어나는 영유아 비만

영유아 비만이 크게 늘어나고 있다는 사실은 가장 큰 문제입니다. WHO에 의하면 과체중, 또는 비만 영유아가 1990년에 비해 2014년에 거의 30% 정도 늘어났습니다. 문제는 중, 저소득 국가에서 훨씬 더 높은 비율로 증가했다는 겁니다. 아이들에게 개인의 책임을 물을 수 없고, 트레드밀 위에서 뛰게 할 수도 없습니다. 6개월짜리 아이도, 2살, 5살짜리 아이도 비만해지는 세상인데, 아이에게 개인의 책임, 선택의

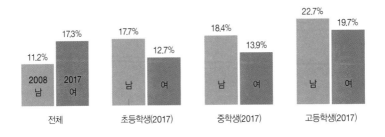

◆ 소아, 청소년 비만율

자유를 물을 수 있을까요?

우리나라도 마찬가지로 2008년에 비해서 2017년에 소아, 청소년의 비만율이 꽤 많이 증가했습니다. 2017년 데이터를 보면 고등학생 비만율이 가장 높고, 중학생, 초등학생 순입니다.

《식품정치》(고려대학교출판부, 2011)를 집필한 유명한 학자 매리언 네슬(Marion Nestle)은 개인이 음식에 대한 사회적 유혹을 의지력만으로 극복하는 것은 굉장히 어렵기 때문에 비만을 온전히 개인 책임으로 돌리기에는 무리가 있다고 말했습니다. 현재 이와 같은 의견을 표하는 학자들이 많이 늘어나고 있습니다.

비만이란 무엇인가

비만이란 체내에 지방이 과다하게 많이 쌓인 상태를 말합니다. 단순히 체중이 많이 나가는 게 아니라 지방이

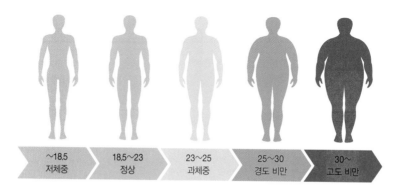

◆ BMI 지수와 동양인의 비만

많이 쌓인 건데, WHO에서는 이에 더해 그 과다한 지방이 건강에 해를 미칠 때 비만이라고 이야기합니다.

비만을 측정하는 가장 좋은 척도는 BMI(체질량지수)입니다. BMI는 원래 비만을 측정하려고 고안한 인자가 아니라 1980년대 영양실조인 사람 중 체중이 치명적으로 표준 이하인 사람들을 정의하려고 만든 것입니다. 현재로서는 체내 지방 비율과 상관관계가 가장 크기 때문에 BMI를 비만의 척도로 삼고 있습니다. 서양인은 25 이상이 과체중이고, 30 이상이 비만, 40 이상이 병적 비만입니다. 하지만 동양인은 서양인보다는 낮은 수치를 기준으로 삼죠. 23 이상이 과체중, 25 이상부터 비만이고, 30 이상을 고도 비만으로 이야기합니다. 한편 BMI 수치는 같더라도 근육이나 체지방 수준이 완전히 다를 수 있습니다.

나라별 과체중 비율과 제2형 당뇨병 유병률 데이터를 통해 BMI의 한계를 확인할 수 있습니다. 과체중 유병률은 미국이 가장 높지만, 제

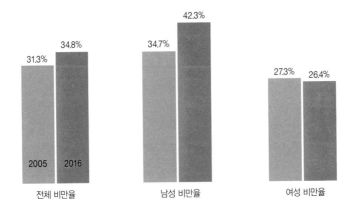

31.3% 34.8% 34.7% 42.3% 27.3% 26.4%

2005 2016

전체 비만율 남성 비만율 여성 비만율

◆ 우리나라 비만 유병률 2005년 → 2016년 (BMI〉25)

2형 당뇨병 유병률은 인도나 태국이 미국보다 높습니다. 우리나라는 과체중 비율이 미국의 반밖에 안 되지만 당뇨병 유병률은 거의 비슷합니다.

그러면 전 세계에서 비만, 과체중 인구는 얼마나 늘어났을까요? 현재 남자 37%, 여자 38%가 BMI 25이상인 과체중 혹은 비만입니다. 무려 22억 명에 해당하죠. 이렇게 비만 인구가 많이 증가하기 시작한 연도가 1980년대 이후인데요, 그때부터 성인은 약 30% 가까이, 아동은 50% 가까이 증가했다고 합니다.

우리나라는 어떨까요? 2005년에 비해 2016년에 BMI 25 이상의 비만 인구가 31%에서 35% 가까이 증가했습니다. 특히 남성 비만율이 전체적으로는 많이 증가했습니다. 여성 비만율은 거의 변화가 없거나 약간 감소하는 추세입니다. 연령별로는 여성의 비만율이 남성에 비해 나이가 들면서 더 증가하는 추세를 보입니다. 더 문제가 되는 BMI 30 이상의 고도 비만율도 꾸준히 증가하고 있어서 2030년이 되면 현재보다 거의 2배 이상 증가하는 양상을 보일 거라고 예측하고 있습니다.

비만의 유행

전 세계적으로 비만이 유행하는 현상을 글로비시티(globesity)라고 합니다. '비만 유행병(Obesity epidemic)'이라는 단어가 등장할 정도로 비만이 확산된 이유는 무엇일까요? 그 양상이 궁금해집니다.

미국 질병통제예방센터의 캐서린 플레갈(Katherine Flegal) 교수는 2006년 역학사전에서 '일반적인 예상 이상으로 자주 일어나는 건강 관련 사건을 에피데믹이라 하고, 비만 유병률에서 일어난 최근 변화는 실제로 유행성 질환의 특징을 가지고 있다'라고 말했습니다. 특히 지난 25년간 일어난 비만 유병률의 증가 정도는 1980년대 이전의 비만 유병률 자료로는 예상할 수 없는 것이며, 최근 20~30년간의 비만 유병률 변화는 충분히 유행병의 양상을 띠고 있다는 겁니다.

➕ 비만 유행병? ....

에피데믹이라는 말은 유행성 질환, 전염성 질환의 급속한 확산을 가리키는 말인데요. 어떤 현상이 급속히 확산, 성장, 전개하고 있을 경우, 예를 들어 강도 사건이 유행할 때도 쓸 수 있습니다. 감염성 질환이나 건강, 질병 등에만 국한되는 것이 아닙니다.

비만의 여러 문제 중 주목할 것은 엄청난 경제적 비용을 사회에 부담시킨다는 겁니다. 건강 관리 비용, 비만에 대처하는 사회적 비용 등 여러 가지 생산력 손실 등을 비교해 볼 때 전 세계 1년 생산량의 2.8%(연간 약 2조 달러)에 해당하는 엄청난 경제적 비용이 듭니다. 이 비용은 전쟁 및 테러 관련 비용과 거의 맞먹으며 흡연, 알코올, 기후 변화 관련 비용보다 오히려 더 많다고 합니다. 우리나라도 마찬가지 죠. 국민건강보험공단 건강보험정책연구원 자료에 의하면 2005년에 비해서 2013년에 비만 관련 비용이 2배 이상 늘어났고, 2015년에는 9조 원을 넘을 정도로 많이 증가하고 있답니다.

비만, 진화적 적응과
적응의 오작동

왜 이렇게 전 세계적으로 비만이 유행할까요? 우리는 왜 이렇게 비만에 취약해졌을까요? 어떻게 지방을 잘 축적하는 성향을 잘 갖게 됐을까요? 그 이유는 진화의 과거에서 찾을 수 있습니다.《비만의 진화》를 지은 파워와 슐킨의 주장은 다음과 같습니다.

비만은 일종의 진화적 적응이자 그 적응의 오작동이다. 우리 몸과 우리 환경이 서로 맞지 않기 때문이다. 인류의 비만이 증가한 원인은 호모 사피엔스가 자연에서 성공적으로 적응해 살아남으려고 진화시킨 우리 몸의 생

당신이 생각조차 못 해 본 30년 후 의학 이야기

물학적 특성이 현대의 생활 환경과 잘 맞지 않기 때문이다.

즉 옛날에는 성공적이었던 우리의 진화적 적응이 현대에 와서 부적응을 일으켰다는 겁니다.

• 성공적인 적응 더 커진 뇌

환경에 적응해서 살아남으려고 우리 조상들은 진화와 함께 뇌를 크게 만들었습니다. 오스트랄로피테쿠스로부터 호모 하빌리스, 호모 에렉투스를 거쳐 호모 사피엔스에 이르기까지 뇌 용적이 점점 커졌습니다.

뇌가 커짐과 동시에 몸집도 커졌습니다. 몸집이 커졌으니 당연히 에너지 요구량도 많아졌겠죠. 뇌가 커진 만큼 뇌가 소모하는 에너지

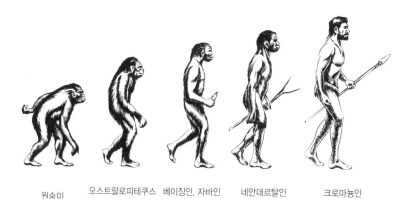

| 원숭이 | 오스트랄로피테쿠스
400~700cc | 베이징인, 자바인
800~1,400cc | 네안데르탈인
1,300~1,600cc | 크로마뇽인
1,400~1,800cc |

◆ 인간의 진화에 따른 몸집과 뇌 용적의 변화

도 많이 공급해야 했을 겁니다. 또한 에너지 요구량 대비 소화 능력도 증가했고, 에너지의 저장 능력도 커졌습니다. 음식 섭취량이 커지자 음식을 섭취하지 않고 굶은 채 지낼 수 있는 기아 시간도 증가했습니다. 이러한 변화를 가능하게 했던 건 식단에 일어난 중요한 변화 때문입니다. 육식이 도입되고 소화가 쉬운 고열량 음식들을 먹게 되면서 뇌를 크게 유지할 수 있었다고 합니다.

장기	1kg당 에너지 소모량(와트)
뇌	11.2
심장	32.3
콩팥	23.3
내장(간 포함)	12.2
골격근	0.5
피부	0.3

◆ 쉴 때 장기가 사용하는 에너지

뇌는 우리 몸무게의 2%밖에 안 되지만 쉴 때 쓰는 에너지의 약 20%나 사용합니다. 심장, 콩팥, 내장 등은 다른 장기와 비교해 볼 때 기초대사율에서 차지하는 비율이 상당히 높은 장기죠.

진화하면서 뇌가 커졌고, 뇌가 커지면서 뇌로 인한 대사가 증가했습니다. 그런데 총 에너지 섭취량이 늘어난 것 같지도 않고, 에너지 효율이 그렇게 늘어난 것 같지도 않아요. 그러면 어떻게 커진 뇌를 우리가 뒷받침할 수 있었을까요? 진화와 더불어 작아진 내장 기관 덕

분이라고 합니다. 소화 기관의 대사를 감소시켜서 커진 뇌로 인한 대사의 증가를 상충했다는 설이 있습니다. 그게 바로 '비싼 조직 가설(Expensive tissue hypothesis)'입니다. 비싼 조직 가설이 가능해진 이유는 인류의 식단을 더 고품질로 만들 수 있었기 때문입니다. 고품질의 음식을 공급함으로써 뇌에 더 효율적인 에너지를 공급할 수 있었고, 뇌가 커질수록 머리가 더 좋아지고 장은 작아질 수 있었던 겁니다. 화식(火食)의 도입으로 소화가 쉬운 고밀도 에너지 음식을 섭취했고, 이로써 더 커진 뇌를 뒷받침할 수 있었다는 가설이 비싼 조직 가설입니다.

정리하면 커진 몸과 뇌는 더 많은 에너지를 필요로 하게 됐습니다. 이로써 우리 식단에 중요한 변화가 필요해졌는데, 이는 육식과 요리를 통한 고품질 식단으로 가능해졌습니다. 요리가 우리 인류 진화에 있어서 중요하다는 말을 많이 하는데요. 하버드 대학 리처드 랭엄(Richard Wrangham) 교수는 '요리는 인류 진화의 원동력'이라고 했습니다. 사람은 그냥 먹는 법이 절대로 없습니다. 요리는 인간을 정의하는 활동이며 동물과 인간의 차이를 입증하는 상징적인 활동이라고 흔히 이야기합니다. 우리는 맛있는 음식을 먹으려고 별별 요리 기법을 다 동원을 합니다.

✚ 아주 특별한 조직 뇌

우리 몸에서 가장 중요한 기관이 뇌입니다. 심하게 굶주린 사람들, 심한 단식을 통해서 몸무게가 줄어든 사람은 근육이 줄고 지방도 줄어들게 됩니다. 간이나 콩팥 같은 내부 장기도 줄어들 겁니다. 제2차 세계 대전에서 굶어 죽은 사람의 시신을 부검해 본 결과 내부 장기는 무게가 무려 40%나 줄어든 반면, 뇌는 2%밖에 안 줄어들었다고 합니다. 이 현상은 거식증 환자도 마찬가지예요. 뇌는 이렇게 특별한 조직입니다. 사람이 살아남으려면 우선 뇌를 보호해야 합니다.

하지만 요즘은 요리를 잃어버린 시대가 됐습니다. 집에서 요리하기보다 마트를 찾는 시대인 거죠. 마트에 가면 별별 요리들이 다 있습니다. 돈만 내면 한 상 거하게 차릴 수 있습니다. 이는 식품 산업이 기여한 바가 큽니다. '가정에서 누가 요리를 할까' 하는 갈등을 해결해 준 거죠. '우리가 해 줄게요. 싸우지 말고 편하게 드세요' 하지만 요리를 잃어버림으로써 우리는 또 다른 어려움에 처하게 됐습니다.

데이빗 커틀러(David Cutler)는 〈왜 미국인은 더 살이 찔까?(Why Have Americans Become More Obese?)〉(2003)라는 논문에서 지난 수십 년간 미국의 비만 증가는 대부분 외식의 증가로 설명할 수 있을 정도로 요리의 상실이 비만의 증가와 밀접한 관련이 있다고 했습니다.

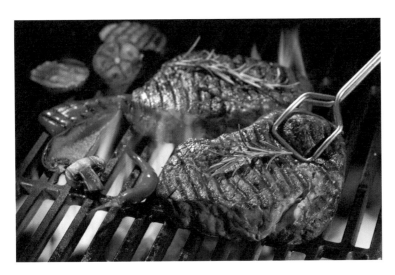

◆ 오늘날 우리는 고열량의 육식을 다양한 방법으로 조리해 섭취합니다.

• 성공적인 적응 **산모의 체중 증가**

생식(Reproduction)은 인류의 진화적 적응에 있어서 가장 중요합니다. 진화적 적합성의 핵심 요소는 자손을 낳아서 생식 가능한 나이까지 생존시키는 것입니다. 이러한 생식적인 요구를 위해서 여성은 남성과는 다른 특별한 지방의 저장 방식 및 분포 방식, 대사 연료로써 지방을 사용하는 방식을 적응시켜 왔습니다.

여성은 하체, 특히 엉덩이와 허벅지에 지방이 많이 축적되는데요, 이것은 바로 임신과 수유라는 생식적 과업을 위한 것입니다. 사실 임신과 수유 같은 생식에 있어서 남성이 하는 일은 거의 없죠. 여성에게 부과되는 생식적 비용과 비교해 볼 때 남성이 부담하는 비용은 정말로 작다고 할 수 있습니다. 여성들은 특별한 지방 저장 방식, 특별한 지방 대사 방식을 적응시켜 왔습니다. 임신을 하면 아주 못사는 나라의 여성이라도 어느 정도 체중이 증가합니다. 특히 잉여 지방이 꽤 증가하는데요, 이 잉여 지방의 증가가 생식력을 증가시키고 수유를 원활하게 할 수 있는 원동력이 됩니다. 그리고 영양 상태와 생식은 밀접한 관련이 있죠. 영양 상태가 좋은 시기를 골라서 생식을 한다면 생식의 성공에 훨씬 더 도움이 됩니다.

> 삶이 고달프면 동물은 새끼를 낳는 시기를 늦춘다.
>
> _ 찰스 다윈

다윈의 이 말에서 영양 상태와 생식이 밀접한 관계가 있다는 걸 알 수 있습니다. 지방을 잘 축적하는 성향이 생식에서 많은 이점을 갖기 때문에 여성은 남성보다 지방을 더 많이 축적하게 되었고요. 특히 임신이나 수유 시에는 태아로 가는 포도당을 원활히 공급하려고 엄마의 대사율을 지방에 더 의존하는 방식을 채택해서 포도당을 아낄 수 있게 되었습니다. 이로써 임신 때 엄마와 태아의 에너지 균형을 유지하는 데 도움이 됐다고 합니다.

아이를 낳으면 임신하며 축적했던 지방의 도움을 받아서 직접 아이에게 영양분을 공급해 주고, 산모의 포도당을 절약해 줍니다. 과거에 축적한 에너지가 현재의 생식 활동을 뒷받침해 주는 역할을 하는 거죠. 이렇게 지방을 축적하는 방식으로 적응 방식을 극대화시킨 동물이 곰입니다. 곰은 동면에 들어가기 전에 지방량을 거의 30% 이상 증

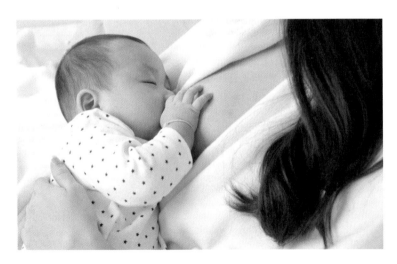

◆ 과거의 축적한 에너지는 현재의 생식 활동을 뒷받침합니다.

가시킵니다. 동면하면서 동시에 임신하고 새끼를 낳고 수유도 합니다. 90kg이 넘는 흑곰은 무게가 450g밖에 안 되는 작은 새끼를 낳는데요, 짧은 임신 기간을 거쳐 새끼를 낳고, 새끼를 낳은 후에는 고지방, 고단백의 모유를 먹여서 성장시킨다고 합니다. 판다곰은 지금은 동면을 하지 않지만 여전히 선조들의 적응 방식을 따르고 있습니다. 판다곰도 몸집이 작은 새끼를 낳고 고지방, 고단백 모유를 생산한다고 합니다.

• 성공적인 적응 **뚱뚱한 아이**

사람 아이의 체지방 비율은 놀랍게도 포유류 신생아 중에서 가장 높은 편에 속합니다. 물개나 원숭이보다도 월등히 높은데, 사람보다 체지방율이 높은 동물은 두건물범뿐이라고 합니다.

두건물범은 지방 저장 전략을 극적으로 이용하는 동물 중 하나인데요. 수유 기간이 나흘밖에 안 된답니다. 하지만 모유의 56~60%가 지방입니다. 새끼는 이 나흘간 체중이 2배로 증가하고, 어미는 그대로 떠납니다. 새끼는 아무것도 먹지 않고 저장된 지방을 대사하면서 성장합니다. 지방이 새끼의 성장에 큰 도움을 주는 것입니다.

그러면 사람의 아기가 다른 유인원 새끼보다 훨씬 뚱뚱한 이유는 뭘까요? 그 이유는 뇌의 성장과 유지에 있습니다. 성인이 뇌 유지에 20% 정도의 에너지를 쓴다면, 아이는 50%를 사용합니다. 이 비율은 침팬지 새끼의 3배 이상인데요, 첫 3개월간 뇌의 성장 속도를 보면 그 이유를 알 수 있습니다. 사람 아이는 태어나고 첫 3개월간 뇌 성장률이 몹시 빠릅니다. 이때 뇌가 성인의 약 55%에 달할 정도니까요. 그런

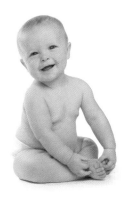
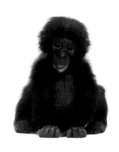

◆ 사람의 아기와 유인원 새끼

데 엄마가 주는 모유는 어떨까요? 사람의 모유는 곰처럼 고지방이 아니라 지방과 단백질 함량이 모두 낮은 묽은 모유입니다. 대신 긴 기간, 많은 양을 수유하죠. 그런 걸 보면 아이가 뚱뚱한 이유를 알 수 있을 것 같습니다.

즉 신생아의 뇌 성장에 따른 대사적 요구가 증가하면, 이는 지방에 대한 식욕을 증가시키고, 지방 조직의 저장 능력을 증가시키는 선택압으로 작용했을 것이라고 이야기할 수 있습니다.

• 적응의 오작동 환경의 변화

우리가 달달하고 기름진 음식을 좋아하는 데에도 진화적 이유가 숨어 있습니다. 우리 선조들은 지방과 단당류가 많은 음식을 굉장히 귀하고 값진 음식으로 여겼습니다. 옛날에는 달고 지방이 많은 음식을 구하기 힘들었고, 아주 가끔씩 먹을 수 있었습니다. 고기도 마찬가지인데요. 고기를 구할 때 목숨을 걸어야 했을 정도로 어려움이 많았을 걸로 생각됩니다. 따라서 귀한 음식이 있을 때 가능한 한 많이 먹고, 남는 것을 저장하는 양식을 발전시켜 왔습니다. 이런 양식들은 먹을 것이 부족한 시기에는 남는 에너지를 지방으로 비축하고, 다가올 빈곤의 시기를 대비하는 아주 좋은 적응 방식이었습니다. 이 유전자를 '절약 유전자'라고 부릅니다. 하지만 현재는 굉장히 달달하고 기름진 음식을 어디서든 만날 수 있습니다. 하지만 우리 활동이 늘어나진 않았죠? 움직일 수 있지만 움직이기 싫습니다.

식량 부족에 반응해서 적응하도록 진화해 온 절약 유전자의 필요성은 현재처럼 달달하고 기름진 먹거리가 넘쳐 나는 세상에서는 많이 감소됐다고 할 수 있습니다. 즉 진화를 통해 물려받은 우리의 생존 메커니즘, 몸의 구조, 행동은 현대 상황에 제대로 대응할 준비가 돼 있지 않은 셈이다. 따라서 선조들의 성공적인 적응 방식이 현대에는 부적절한 적응 방식이 되었다는 겁니다.

따라서 몸과 환경이 불일치를 이루는 미스매치 패러다임(Mismatch Paradigm) 때문에 비만이 유행하게 되었다는 진화생물학적인 설명이 있습니다.

비만의 예방과 해결책

비만을 조장하는 현대 사회에서 살아남으려면 어떻게 해야 할까요? 비만의 예방 및 해결책에는 무엇이 있을까요?

비만은 개인만의 책임이 아니라고 할 수 있습니다. 하지만 우리는 여전히 선택은 개인의 몫이라고 생각하죠. 모든 사람은 하고 싶은 것을 마음대로 할 수 있고, 먹고 싶은 것을 마음대로 먹을 수 있고, 그만두는 걸 결정할 수 있는 자유가 있다고요. 개인적인 자유 선택 이론에 의해서 모든 정책이 정해지고 행해집니다. 하지만 과연 개인만의 책임을 강조하는 자유 선택 이론이 비만과의 싸움에서 성공했을까요? 그 예는 흡연과의 싸움의 역사에서 알아볼 수 있습니다. 담배를 피우거나 끊는 것이 개인의 자유라고 여겼던 자유주의적 접근법은 흡연으로 인한 각종 폐해를 막는 데 실패했고, 결국 엄청난 건강 비용을 사회에 부담시켰죠.

가능한 한 간섭하지 않는 불간섭주의적 접근법은 극히 소수 집단에만 효과가 있을 뿐입니다. 동기 부여가 잘 돼 있고, 교육을 잘 받았으며 경제적 여유가 있는 집단은 옆에서 간섭하지 않아도 바꿔 나갈 여지가 있습니다. 하지만 대부분 비만에 대한 해결은 개인 의지만으로는 절대 해결할 수 없기 때문에 공중 보건의 개입이 필요할 수 있습니다. 즉 사회적 개입, 개인에 대한 개입, 혹은 전체 인구에 대한 개입이 필요한 겁니다. 개인에게 사회적 개입을 하는 건 쉽지 않겠지만 전체 인구에 대한 개입은 정부에서 할 수 있는 일이라고 생각됩니다. 가장 손쉬운 게 비만세(Fat tax), 설탕세(Sugar tax), 탄산음료세(Soda tax) 등 비만 유발 식품과 관련된 세금을 걷는 것입니다.

헝가리는 2011년 세계에서 가장 먼저 비만세를 도입했습니다. 덴

마크에서는 2011년 10월에 도입했다가 1년 만에 실패했고요, 프랑스에서는 2012년 1월에 탄산음료세를 도입했습니다. 세계 최고의 비만대국이라고 알려진 멕시코에서는 2013년 10월 설탕세를 부과하기 시작했습니다. 그 효과를 조사해 본 결과 탄산음료 섭취율이 12% 감소했고, 특히 저소득층에서 17% 정도 감소하는 효과를 보였다고 합니다. 미국에서는 많은 논란 끝에 2015년 버클리시에서 최초로 설탕세를 부과했습니다. 그랬더니 2015년 3월부터 1년간 탄산음료 판매량이 약 10% 감소했고, 생수 판매량이 16% 증가하는 양상을 보였다고 합니다. 비만이 큰 문제로 떠오른 필라델피아에서도 2017년에 탄산음료세를 도입했습니다. 그랬더니 주변 도시보다 탄산음료 소비가 감소했다는 통계가 나왔습니다. 비만율이 많이 증가하고 있는 영국도

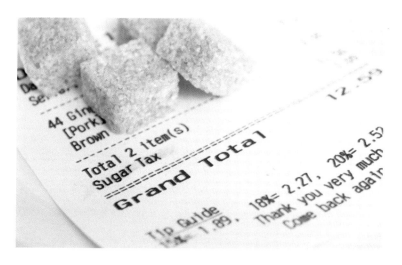

◆ 설탕세가 부과된 레스토랑 영수증

미국을 좇아서 2018년 탄산음료세를 도입했습니다. 영국 재무장관 조지 오스본(George Osborne)이 2016년 3월 탄산음료세를 도입하면서 한 말이 상당히 인상적입니다.

> "의회에서 이 일을 하며 지내온 세월을 돌이켜보며 다음 세대에게 이런 말을 하자니 고개를 들 수가 없습니다. 우리는 설탕이 함유된 음료에 문제가 있다는 사실을 알고 있었고, 그 음료들이 병을 일으킨다는 사실을 알고 있었습니다. 하지만 우리는 어려운 결정들을 계속 피했습니다. 아무 일도 하지 않았습니다."

WHO에서는 2016년 10월에 설탕이 들어간 음료에 설탕세 20%를 부과하라고 권고한 적이 있습니다. 당연히 가당 음료 회사에서 설탕세 도입 저지를 위해 막대한 로비를 했습니다. 96개 보건 단체 등에 거액의 후원을 했습니다. 또한 당뇨협회에 14만 달러, 심장협회에 40만 달러, 국립보건원과 질병통제센터에도 많은 액수의 돈을 후원했습니다. 여기저기서 많은 압박을 받은 WHO는 설탕세 부과 논의를 중단하는 지경에까지 이르렀습니다.

현재 약 28개국에서 탄산음료세를 부과하고 있는데요, 왜 하필 청량음료에만 부과하자는 걸까요? 그 이유는 우리가 꽤 자주 마시기 때문입니다. 더구나 청량음료에는 지나치게 많은 설탕 외에 다른 영양소가 거의 없고, 아동들이 좋아하기 때문에 아동 비만과 직결돼 있다고 볼 수 있습니다.

비만세를 부과함으로써 비만 교육이나 예방 프로젝트를 위한 재원을 마련할 수 있고, 세금에 의한 억제 효과, 즉 가격을 올림으로써 소비자의 선택을 결정하는 데 중요한 영향을 미칠 수 있습니다. 식품업체에서는 설탕세가 차별적인 제도이며, 당분과 비만과의 관계도 아직 확실치 않다고 주장합니다.

우리나라에서도 비만세 도입을 위한 찬반 논란이 있었는데, 정부에서는 2016년 4월 비만세, 설탕세 도입을 검토하지 않겠다는 결정을 했습니다.

세금을 통해서 억제하는 방식보다 가격을 인하해서 건강식품을 충분히 공급하는 것이 더 효과적인 방법이 아닐까 생각을 합니다. 사람들이 식품을 선택하는 데 있어서 가장 중요하게 여기는 요소가 바로 가격이죠. 건강식품을 원활하게 공급할 수 있는 생산 유통 체계를 확립하고, 가격을 낮춘다면 비만 문제 해결에 도움이 되지 않을까요? 아울러 사람들이 걷거나 자전거 타기 등의 신체 활동을 안전하고 자연

➕ 비만과 제2형 당뇨병 ....

비만은 제2형 당뇨병도 유발해서 더 큰 문제입니다. 2000년 1,100만 명이었던 제2형 당뇨병 환자는 2050년 2,900만 명으로 2배 가까이 증가할 것이라고 합니다. 특히 75세 이상 인구에서 여자는 271%, 남자는 437% 가까이 증가하며, 인종적으로는 흑인에게서 더 많이 증가할 것이라고 예측합니다. 이로 인한 부담도 만만치 않겠죠? 의학 저널 〈란셋(The Lancet)〉에 수록된 최근 논문에서는 2030년이 되면 제2형 당뇨병 환자의 절반만이 인슐린을 공급받을 수 있을 거라고 예측했습니다. 제2형 당뇨병 환자는 2018년 4억 6천만 명에서 2030년 5억 1,100만 명 정도로 증가할 것이며 이 중 인슐린 투여 필요 환자는 7,900만 명 정도로 예상하는데, 현재와 같은 공급 체계에서는 약 3,800만 명 정도만 인슐린을 얻을 수 있다는 겁니다. 그러면 나머지 환자들은 인슐린 구매에 어려움을 겪을 수 있겠죠. 특히 이런 경향은 아프리카, 아시아, 대양주 등에서 더 심각할 것이라고 경고했습니다. 현재 전 세계적으로 3개 회사가 독점해 인슐린을 공급하고 있기 때문입니다.

스럽게 많이 할 수 있는 정책을 수립하고, 주변 환경을 알맞게 조성하는 것도 중요하겠지요.

　30년 후 비만 상황을 어떻게 예측하고 있을까요? 미국의 연구진이 추정한 바에 따르면 2050년에는 40% 이상이 비만 인구가 될 것이고, 현재 2살인 꼬마가 35살이 되면 약 60% 정도의 비만율을 보일 것이라는 예측이 있습니다. 아동 비만의 지속적인 상승이 우려되고요. 영국에서 나온 비만 관련 논문에서도 2050년에는 2007년에 비해 전 연령에서 남녀 불문하고 비만율이 증가할 것이라고 예측하고 있습니다. 특히 영국에서는 50% 이상의 사람들이 비만이 될 거라고 합니다.《정장을 입은 사냥꾼》(지식의 숲, 2009)의 저자 유르겐 브라터는 '현대인은 석기 시대의 선조와 거의 차이가 없고, 우리는 자신에게 맞지 않는 환경에서 살고 있다'라고 얘기합니다. 우리는 그럼 옛날로 돌아가야 할까요? 우리 몸은 언제나 이 현대적 환경과 일치를 보일까요? 앞으로의 상황 역시 희망적이지는 않은 것 같습니다. 비만의 문제, 어떻게 해결해야 할까요?

Q BMI 외에 비만을 정확히 측정하는 방법은 없을까요?

A 정확하게 하려면 CT나 MRI가 제일 좋겠습니다. 체지방, 특히 복부 지방을 촬영하는 게 제일 효과적인데요, 비용이 만만치 않습니다. 현재로서는 BMI 지수를 놓고 허리둘레를 재서 보정을 하는 게 최선입니다.

Q 비만인이 도태되지는 않을까요?

A 옛날 같으면 자연적인 도태 과정에 속해 있다고 할 수 있을 겁니다. 비만한 사람들은 질병에 잘 걸리고 일찍 죽을 확률이 높으니까요. 그런데 지금은 병에 걸린 사람을 오랫동안 살려 놓는 시대잖아요. 그런 유전적인 성향을 가지고 있다 해도, 즉 비만에 굉장히 취약한 사람이라고 해도 진화 과정에서 자연적인 도태로 없어지지는 않을 것 같습니다.

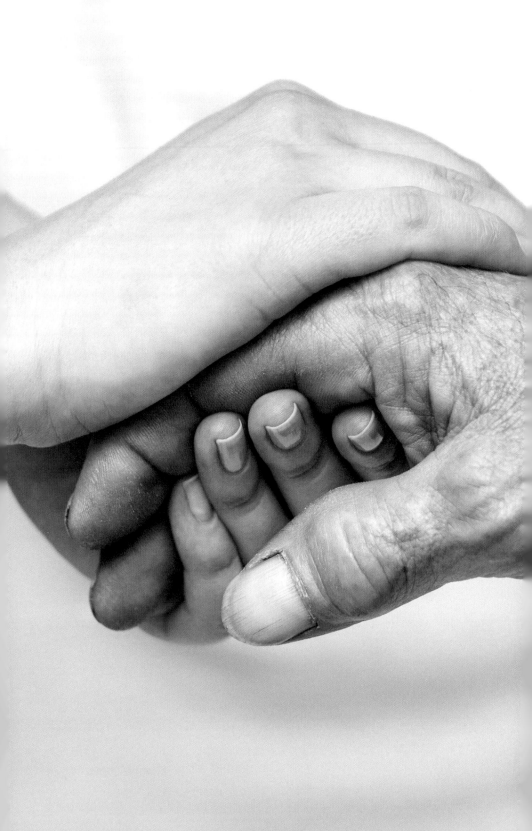

점점 나이 드는 사회

이종길, 경희대학교 약학대학 병태생리학교실

오늘날 우리나라는 이미 고령 사회에 진입했다는 기사를 많이 볼 수 있습니다. 사회가 점차 나이 들어가면서 퇴행성 뇌질환의 발생률도 높아지고 있습니다. 퇴행성 뇌질환은 무엇이고, 어떤 방식으로 치료가 가능한지 알아보겠습니다.

고령화 시대

고령화 사회는 전체 인구 중 65세 이상 인구가 얼마나 되느냐에 따라 분류합니다. 연령에 따라 인구를 분류할 때 0~14세까지는 유소년층, 15~64세까지는 청장년층, 65세 이상을 노년층으로 분류합니다. 노년층 비율이 얼마인지에 따라 고령화 사회, 고령 사회, 초고령 사회라고 이야기합니다.

7% 이상 고령화 사회(Aging Society)

14% 이상 고령 사회(Aged Society)

20% 이상 초고령 사회(Post-aged Society)

우리나라의 경우 이미 2000년에 노인층 인구가 전체 인구의 7%를 넘어 고령화 사회에 진입을 했고, 2008년에 14%가 넘으면서 고령 사회에 들어섰습니다. 현재와 같은 속도로 노인 인구가 늘어날 경우 2026년에는 초고령 사회에 진입할 것으로 예상됩니다.

우리나라는 OECD 국가 중에서도 가장 낮은 출산율을 보이고 있어 2050년에는 아이보다 노인이 훨씬 많은 나라가 될 것으로 예상합

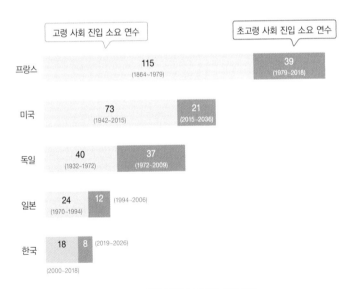

◆ 주요 국가의 고령화 속도 전망

당신이 생각조차 못 해 본 30년 후 의학 이야기

니다. 프랑스, 미국, 독일 등 선진국은 고령화 사회, 초고령 사회가 되기까지 걸리는 시간이 길게는 150년, 짧아도 70~80년 정도였는데, 우리나라는 18년 만에 고령 사회에 진입한 겁니다. 앞으로 8년 정도 후에는 초고령 사회에 진입할 것으로 보입니다. 그만큼 출산율이 낮아지고 노인 인구는 많아지는 게 우리나라의 현재 상황입니다.

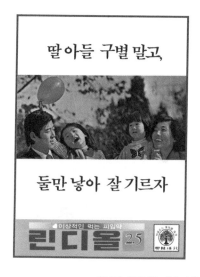
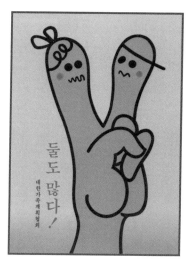

◆ 연대별 대표적인 가족 계획 운동과 공식 표어(국가기록원)

1960년대 세 자녀 낳기 운동	덮어놓고 낳다 보면 거지꼴을 못 면한다 3·3·35운동 세 자녀를 세 살 터울로 낳고 35세에는 단산하자
1970년대 두 자녀 낳기 운동	딸 아들 구별 말고 둘만 낳아 잘 기르자 잘 키운 딸 하나 열 아들 안 부럽다
1980년대 한 자녀 낳기 운동	둘도 많다! 하나씩만 낳아도 삼천리는 초만원
1990년대	선생님, 착한 일 하면 여자 짝궁 시켜 주세요
2000년대	아빠, 혼자는 싫어요. 엄마 저도 동생을 갖고 싶어요

우리나라가 고령화 사회, 초고령 사회가 되는 이유는 베이비붐(Baby boom) 세대가 노년층에 접어들었고, 영양 상태가 좋아져서 건강한 삶을 살고 있으며, 의학 기술이 발달함에 따라 평균 수명이 연장됐기 때문입니다. 우리나라에서는 1960년대에는 인구를 늘리려고 출산을 장려했습니다. 1970년대와 1980년대에 들어서서는 인구가 증가하자 둘 또는 한 명만 낳아 잘 기르자는 캠페인을 합니다. 최근에는 급격히 출산율이 감소하고 있어 다시 아이를 낳자는 출산 장려 정책을 시행하고 있습니다.

2015년 미래준비위원회에서 분석한 중요성이 높은 미래 이슈 1위는 저출산 및 초고령화 문제입니다. 한국개발연구원, 국민대통합위원회 등 다른 기관의 조사 결과에서도 미래에 가장 중요한 이슈로 저출산, 고령화 문제를 제시하고 있습니다. 고령화 사회가 될 경우 생산 인구가 감소하고 부양해야 할 노인 인구가 늘어남에 따라 국가 경쟁력 및 경제 활력이 감소합니다. 뿐만 아니라 노인 복지, 노인 거주 및 연금 문제 등에서 심각한 사회 문제가 발생하겠죠.

노화와 수명

국제노년학회에서 발표한 학술적 정의에 따르면 노인이란 '환경 변화에 적응할 수 있는 조직의 손상 및 결함이 있는 사람'을 일컫습니다. 즉 인체 기관이나 세포 및 조직 등이 제대로 기능할 수 없어 감퇴 현상이 나타나는 사람들을 말합니다. 연령으

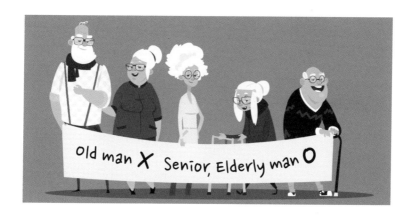

로 따지면 65세 이상인 사람들입니다.

　노화(aging)란 노인과는 다른 개념으로 조직의 기능적인 능력이 퇴화되는 현상을 말합니다. 25세부터 서서히 진행되다가 나이가 들면서 급격히 진행됩니다. 미국 남가주대학교의 스트렐러 박사에 따르면 노화는 공통되는 네 가지 특징을 나타냅니다.

　　누구에게나 예외 없이 찾아오는 **보편성**

　　한번 진행하면 절대로 되돌아갈 수 없는 **비가역성**

　　기능이 계속 감퇴하는 **퇴행성**

　　우리가 피할 수 없는 특징인 **불가피성**

　수명은 크게 최대 수명, 평균 수명, 건강 수명으로 나눌 수 있습니다. 최대 수명은 가장 오래 사는 수명을 뜻하고, 평균 수명은 1년 동

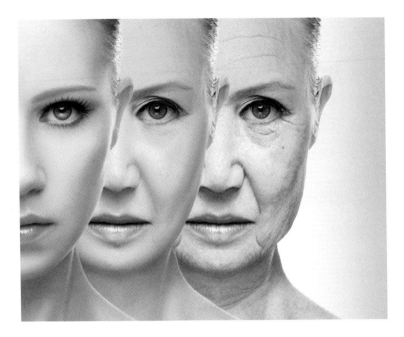

◆ 나이가 들어가는 인간

안 죽은 사람의 나이를 합해 죽은 사람의 수효로 나눈 수입니다. 건강 수명이란 평균 수명에서 질병이나 부상으로 고통받은 기간을 제외한, 건강한 삶을 유지한 수명을 의미하는 개념입니다. 즉 아프지 않고 오래 사는 걸 말합니다. 인간의 평균 수명은 석기 시대 20세, 중세 시대 25세, 18세기 35세로 점점 늘어났습니다. 그 이유는 먹는 것들이 좋아지고, 주거 환경이 깨끗해지고, 의료 기술이 발달했기 때문입니다. 특히 백신과 항생제가 개발된 다음에는 평균 수명이 크게 올라갔습니다. 현재는 80세 정도로 보고 있습니다.

평균 수명 증가와 함께 100세 이상 인구도 점점 증가하고 있습니다. 2017년 유엔이 발표한 인구 통계에 따르면 2000년 15만 명에서 2010년 30만 1천 명으로 두 배 이상 늘었고, 2015년에는 43만 명에 달했다고 합니다. 우리나라는 어떨까요? 2007년 1,764명에서 현재는 5천 명에 육박하고, 2050년에는 10만 이상의 인구가 100세 이상이 될 것으로 예상합니다.

그러면 인간의 최대 수명은 몇 살일까요? 공식적으로 알려진 인간의 최대 수명은 122세이고, 우리나라에서는 112세입니다. 동물 대부분은 인간보다 최대 수명이 짧지만 193년을 산 갈라파고스 거북, 210년을 산 북극 고래 등 오래 사는 척추동물도 있습니다.

인간 최대 수명은 더 늘어날 수 있을까요? 생물학적으로는 115세로 보고 있는데, 더 늘어날 수 있는지는 아직까지 풀리지 않은 숙제입니다.

노화와 노인성 질환

노화가 진행되면 다양한 질병에 노출됩니다. 노화에 따라서 많이 발생하는 질환 중 대표적인 것이 뇌에 병변이 나타나는 퇴행성 뇌질환입니다. 파킨슨병, 치매 등이 대표적으로 노화와 관련된 질병으로 알려져 있습니다. 현재까지 원인이 잘 알려지지 않은 경우가 많고요, 주요 증상과 침범되는 뇌 부위를 고려해서 다음과 같이 구분합니다.

알츠하이머병(Alzheimer's Disease, AD)

파킨슨병(Parkinson's disease, PD)

헌팅턴병(Huntington's disease, HD)

다발성경화증(Multiple sclerosis, MS)

근위축성측삭경화증(Amyotrophic lateral sclerosis, ALS) 루게릭병

퇴행성 뇌질환 치료를 위해 수많은 제약 회사가 노력하고 있으나 현재까지 뚜렷한 치료제가 없는 실정입니다.

• 알츠하이머병

현재 전 세계적으로 알츠하이머를 앓고 있는 환자 수는 매해 증가하고 있으며, 2025년에는 710만 명, 2050년에는 1,380만 명으로 예상됩니다. 의료 기술이 발전하면서 대부분의 질환으로 인한 사망은 감소하고 있지만, 알츠하이머로 사망하는 경우는 68%나 증가하고 있습니다.

알츠하이머병에서 가장 두드러지게 나타나는 병변은 아밀로이드-베타(amyloid-β) 단백질과 신경섬유농축체(Neurofibrillary Tangles, NFTs)입니다. 이 비정상적인 단백질이 신경 세포를 공격해서 죽이고 뇌의 위축을 유발합니다. 신경 세포 소실로 인지력, 기억력, 행동력이 감소하는 증상이 나타납니다. 아밀로이드 베타 단백질과 타우 단백질의 뇌 침착 및 신경변성 정도를 측정해서 진단하고 있으나 치료제는 전혀 없는 상태입니다.

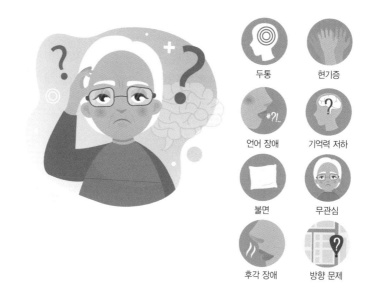

두통   현기증

언어 장애   기억력 저하

불면   무관심

후각 장애   방향 문제

◆ 알츠하이머병의 다양한 증상들

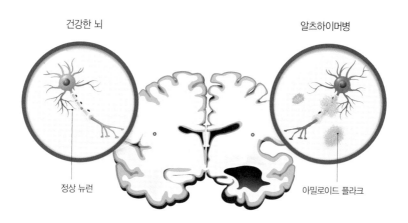

건강한 뇌   알츠하이머병

정상 뉴런   아밀로이드 플라크

◆ 건강한 뇌와 알츠하이머병이 발병한 뇌

현재 임상에 사용되는 치료제는 5가지 정도이며 아세틸콜린 에스터라제 억제제 및 NMDA antagonist 등이 사용되고 있습니다. 그러나 현재 시판되는 약물들은 알츠하이머병의 근본적인 치료제가 되지는 않습니다.

• 파킨슨병

파킨슨병도 알츠하이머와 유사한 노인성 운동 장애 퇴행성 질환입니다. 이 병은 도파민이라는 신경 전달 물질을 분비하는 세포들이 사라지는 것이 특징입니다. 알파시누클레인(Alpha-synuclein)이라는 단백질이 뇌에 침착하면서 발병합니다. 손이 가만히 있어도 떨리고 좀 더 심해지면 몸이 굳고, 행동이 느려지는 등 운동 기능 장애가 나타나는 질환입니다.

파킨슨병도 알츠하이머와 마찬가지로 원인이 정확히 알려져 있지

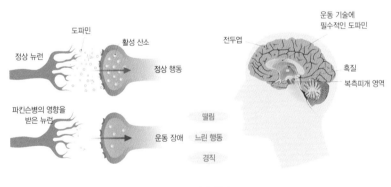

◆ 파킨슨병의 원리

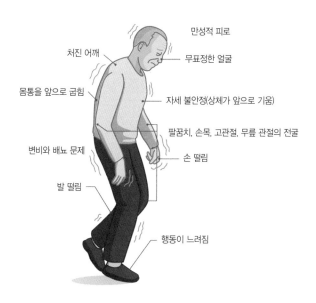

만성적 피로

처진 어깨

무표정한 얼굴

몸통을 앞으로 굽힘

자세 불안정(상체가 앞으로 기움)

팔꿈치, 손목, 고관절, 무릎 관절의 전굴

변비와 배뇨 문제

손 떨림

발 떨림

행동이 느려짐

◆ 파킨슨병의 다양한 증상들

않습니다. 신체 검진이나 문진으로 먼저 증상이 있는지 판단하고, 다른 질환과의 감별 진단을 위해 신경학적 검사와 CT, MRI 검사를 시행해 진단합니다. 알츠하이머병과 유사하게 근본적인 치료제는 없으며, 현재 임상적으로는 도파민 활성을 증가시켜 주는 약물들을 사용하고, 수술로 치료하기도 합니다. 약물 및 수술을 통한 치료는 증상에 호전을 나타내지만 근본적인 치료법이 되지는 못합니다.

• 뇌질환 치료를 위한 새로운 접근법

현재까지 이루어진 퇴행성 뇌질환 치료는 근본적인 치료가 아니라 증상을 개선하는 약물 위주의 방법이었습니다. 많은 연구자의 연구 결과에 따르면 퇴행성 뇌질환의 원인이 반드시 뇌에만 국한된 것은 아니라고 합니다. 혈관에 문제가 있어서일 수도 있고, 환경 요인, 스트레스, 대사 요인뿐만 아니라 몸에 나타나는 모든 비정상적인 상황들이 뇌질환을 유발할 수도 있습니다. 따라서 뇌질환 치료를 위해 기존 치료법과는 다른 여러 가지 새로운 접근이 시도되고 있습니다.

첫 번째 접근법은 드라큘라에서 착안한 플라즈마 이펙트(Plasmatic effect)입니다. 드라큘라는 인간 피를 먹으며 죽지 않고 오래 사는데, 스탠퍼드 대학교 연구팀이 이에 주목한 겁니다. 연구팀은 늙은 쥐와 젊은 쥐를 접합해, 젊은 쥐의 피는 늙은 쥐에게, 늙은 쥐의 피는 젊은 쥐에게 가도록 했습니다. 그랬더니 젊은 쥐는 머리가 나빠지고, 늙은 쥐는 똑똑해지는 걸 발견했습니다. 각각에 새로운 혈관이 생기면서 혈액이 교환된 것입니다. 또한 연구를 확장해 젊은 사람 피를 뽑아서 치매 환자에게 주입하는 임상 실험을 진행했습니다. 임상 실험 결과

젊은 쥐   젊은 쥐와 늙은 쥐의 접합   늙은 쥐

◆ 플라즈마 이펙트

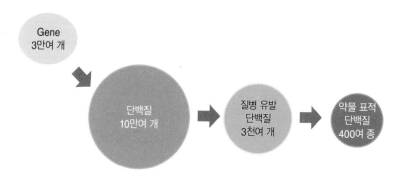

알츠하이머 치매 환자의 인지 기능 저하를 억제하는 효과가 나타났다고 합니다.

두 번째는 최근 많이 연구하고 있는 장내 미생물입니다. 장내 미생물의 변화가 다양한 질병을 유발할 수 있거나, 질병과 관련됐다는 연구 결과가 많이 발표되고 있습니다. 이와 관련해 장내 미생물이 다양한 뇌질환과 관계될 수 있는 연구가 진행 중입니다. 즉 장내에 유산균과 같은 균이 증가될 경우 뇌 병변이 호전될 수 있으며, 나쁜 미생물이 증가할 경우에는 뇌질환이 발병될 수 있다고 합니다.

Q **퇴행성 뇌질환의 발병 기전이 정확히 밝혀질까요?**

A 시기를 정확히 예측할 수는 없지만, 확실히 지금보다는 많이 밝혀질 겁니다. 예를 들어 치매를 유발하는 트렘2(TREM2)도 밝혀진 지 얼마 안 됐습니다. 따라서 발병 기전과 관련된 새로운 연구 결과가 국제적으로 저명한 학술지에 발표되면 많은 연구자들이 흥미를 갖고 더 많은 파생 결과가 도출될 겁니다. 그러면 언젠가는 퇴행성 뇌질환의 특이적인 발병 기전이 밝혀질 수도 있을 거라고 생각합니다.

Q **인공지능을 이용한 연구 방법도 있나요?**

A 최근에는 약물 개발과 관련해 인공지능을 활용하는 연구팀이 많이 생겨났습니다. 일례로 인공지능을 활용해 새로운 질병 유발 단백질을 발견하거나, 질병 유발 단백질의 기능을 억제할 수 있는 화합물 등을 예측하는 방법들을 사용하고 있습니다.

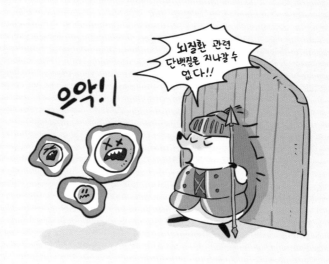

점점 나이 드는 사회

환경 오염 물질과 미생물

김진수, 경기대학교 바이오융합학부 생명과학전공(환경미생물학)

환경 오염 물질이 인간 건강에 미치는 영향을 알아보려면 지구 환경을 구성하고 있는 환경 생태계(Ecosystems)를 이해해야 합니다.

환경 생태계는 무생체적 요인(Abiotic factor)과 생체적 요인(Biotic factor)으로 구성됩니다. 우리 눈에 보이지 않는 화학 분자로부터 시작해서 세포-조직-기관-기관계-생명체-개체군-군집-생태계로 상위 구성되며, 상위 단계로 올라갈 때마다 생명과학의 중요한 특징인 창발성이 나타납니다. 무생체적 요인은 생태계 안에 있는 물리적, 화학적인 요소를 말합니다. 토양이 속한 대륙권, 공기가 있는 대기권, 바다를 포함한 수권 등 환경으로부터 얻어지며 물, 토양, 공기, 광물들을 예로 들 수 있습니다. 생체적인 요인은 인간을 포함한 생물체, 유기체를 말하며, 동물, 조류, 동식물, 진균류, 미생물 등을 포함합니다. 즉 생명체는 크게 3개의 영역(Domain), 원핵세포인 박테리아와 고세균, 진핵세포로 구분하고, 진핵세포 영역은 다시 동식물, 곰팡이, 원생동물로 구분합니다.

그럼 이러한 지구 환경 생태계에서 생체적 요인과 무생체적 요인은 어떻게 조화를 이룰까요? 또한 생명체들은 어떻게 원시 지구부터 무생체적 요인의 변화에 적응해 생존하며 번식해 나갈 수 있었을까요? 위대한 생명과학자 찰스 다윈이 주장한 진화론을 통해 생명체들은 환경 변화에 적응하고 자연적인 선택에 의해 생존하고 진화해 가며 현재 지구상에 존재할 수 있었다고 말할 수 있습니다. 찰스 다윈이 남긴 '가장 강한 것 혹은 지적인 종이 살아남는 게 아니라, 어떤 변화에 가장 잘 적응할 수 있는 종이 살아남을 수 있다'라는 말에서 우리는 이 현상을 잘 이해할 수 있습니다. 즉 생명체는 생존과 번식을 반복하면서 지구 환경을 구성하는 무생체적인 요인의 변화에 따라 다양하게 진화했고, 생명은 환경 변화에 적응(adaptation)해 자연 선택(Natural selection)된 종들이 살아남으며 번식함에 따라 다양성을 만들었습니다. 결국 현재 지구에는 환경 변화에 적응해 자연적으로 선택된 종들만이 환경 생태계에 살아남은 것입니다.

사실은 생명체뿐 아니라 화학 물질들도 자연적으로 또는 인공적으로 합성과 분해를 통해 다양해져 왔습니다. 2011년 미네소타의 웨켓(Wackett) 교수 연구진이 발표한 논문에 따르면, 분자량 500 이하인 물질이 10^{20}개부터 10^{200}개 정도의 화합물로 증가했고, 그중에서 상업적으로 이용하고 있는 게 10만 개 정도라고 합니다. 생명체는 36억 년 전부터 존재했고, 이화 작용과 동화 작용 등의 대사 작용을 통해 이러한 화학 물질의 다양성에 공헌해 왔습니다. 5×10^{30}개의 원핵생물이 1천 개에서 1만 개 정도의 유전자를 갖고 있습니다. 이 유전자를 계속 조합해서 10^{34}개의 효소 다양성으로 유기 화합물과 탄소원을 분해합니다. 미생물의 분해에서 가장 유리한 점은 결국 아주 복잡한 물질을 단순하게 만들어 준다는 거죠. 독성을 덜하게 만들거나 유기 화합물을 분해함으로써 새로운 물질들을 만들어 내는데, 항생제가 대표적입니다. 산업혁명 이후로 인간은 미생물을 포함한 생명체의 분해할 수 있는 능력을 뛰어넘는 복잡한 화합물들을 생산해 왔습니다.

생명체 중 다양한 환경 변화 및 극한 환경 조건 속에서도 생존할 수 있는 생명체는 가장 단순하지만 생태계에서 중심적인 역할을 하는 미생물입니다. 미생물은 실제로 인류가 살아가는 동안 계속 진화하며 스스로 생존하려고 크게 변하고 있습니다. 미생물은 우리 생태계뿐만 아니라 화산, 사막, 빙하, 심해 등 극한 지역에서도 발견될 정도로 끈질긴 생명력을 자랑합니다. 무성 생식을 통해 빠른 세대 교번을 하고 유전적인 변이를 통해 환경 변화에 적응하며 생존해 갈 수 있다는 게 미생물의 장점입니다.

미생물은 원시 지구부터 계속적으로 생체적인 요인과 무생체적인 요인의 균형을 맞추는 역할을 했습니다. 산업혁명 이후 우리는 좀 더 복잡하고 분해하기 어려운 화합 물질을 계속 생산했는데요, 이 생산 속도를 미생물의 분해 속도가 따라잡지 못하면서 균형이 깨지는 상황이 발생했습니다. 그러나 그중 환경 변화에 탁월하게 적응할 수 있는 종들은 계속적으로 미생물 대사를 발전시키며 지구 환경 생태계에 공헌하고 있습니다.

인간과 환경 오염

　　　　　　　　지구 자정 능력의 한계를 넘어선 이 시점
에서 인간의 환경 오염은 직접적 오염과 간접적 오염 두 가지로 나눌
수 있습니다. 첫 번째는 인간이 직접 산업 활동에 따른 생활 하수, 산
업 폐수, 농축산 폐수 등을 방출하거나 폐기물을 환경에 버리면서 일
어나는 오염 현상입니다. 이런 1차적인 오염은 세계적으로 국가 정
부 기관과 세계 기구에서 규제하고 있기 때문에 점점 줄어들고 있습
니다. 두 번째는 생지화학적인 순환(Biogeochemical cycles)에 따른 간접
적인 환경 오염입니다. 누적된 오염원들은 다시 지구의 화학 물질 순

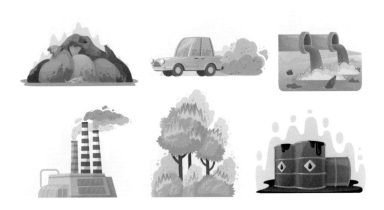

◆ 1차 환경 오염의 다양한 원인들

환, 생태계 상호 작용 등 2차적인 요인으로 또 다른 오염을 발생시킵니다. 녹조, 적조, 토양 산성화, 대기 환경 변화에 따른 기후 변화 등을 들 수 있죠. 이러한 환경 오염은 순환 작용에 따라 다시 인간 건강에 나쁜 영향을 주는 악순환을 야기했습니다. 이런 악순환을 미생물의 탁월한 대사 기작과 분해 능력을 통해 복잡한 구조의 화합물인 오염원을 단순하게 만들어 선순환으로 바꿔야 합니다.

1차 환경 오염 물질은 지구 환경에서는 흔하지 않은 지구 요소(Rare earth elements, REEs)입니다. 이들은 물의 순환, 탄소의 순환, 질소의 순

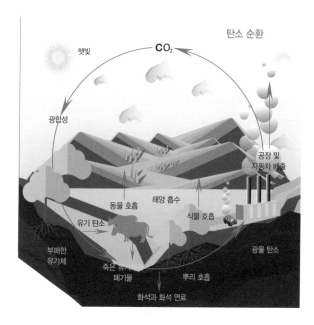

◆ 생물지구과학의 순환

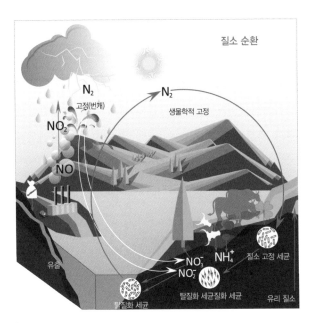

질소 순환

N₂
고정(번개)
N₂
생물학적 고정
NO₂
NO
유출
NO₃⁻
NO₂⁻
NH₄⁺
질소 고정 세균
탈질화 세균 질화 세균
유리 질소

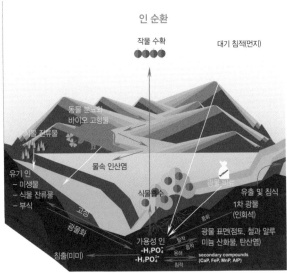

인 순환

작물 수확   대기 침적(먼지)

동물 문뇨잇
바이오 고형물

동물 잔류물
물속 인산염

유기 인
 – 미생물
 – 식물 잔류물
 – 부식
고정   식물 흡수
광물화
유출 및 침식
1차 광물
(인회석)
광물 표면(점토, 철과 알루
미늄 산화물, 탄산염)
가용성 인
-H₂PO₄⁻
-H₂PO₄²⁻
secondary compounds
(CaP, FeP, MnP, AlP)
침출(미미)

◆ 생물지구화학의 순환

환, 인의 순환에 따라서 생태계의 동식물과 인간에게 전달됩니다. 원래 지구에 있던 요소가 아닌 화합 물질 오염원이 생태계로 전달돼 동식물에 누적되고, 다시 인간이 오염 물질을 섭취함으로써 건강에 악영향을 줍니다. 현재까지 생명과학과 공학의 기술 적용으로 수질은 수처리 시스템으로, 토양은 오염 토양 복원 사업 등으로 처리하고 있습니다.

문제는 폐기물이 너무 많아져서 어디에도 버릴 수 없다는 겁니다. 예를 들어 우리나라가 다량의 쓰레기를 멀리 태국에 버렸다가 다시 반출된 사례도 있고요. 분해된 물질이 아주 미세하고, 광범위한 사고에 따라 널리 퍼져 대처하기 어렵다는 것입니다. 광산 개발, 폐광산 관리 소홀, 무분별한 산업화 등으로 노출된 중금속 오염이 대표적입니다. 최근에는 유조선이나 선박 사고로 해양, 해저, 연안으로 유출되는 석유와 같은 탄화수소계 오염 물질, 플라스틱류 폐기물 관리 소홀에 따라 이슈가 되고 있는 미세플라스틱도 해양 생태계를 파괴하고 있습니다. 또한 가솔린, 디젤 등 화석 연료를 태워서 발생하는 질소산화물(NO_x)이나 황산화물(SO_x), 휘발성 유기물($VOCs$)로 인한 대기 오염도 심각한 상황입니다.

• 해양, 수질 및 토양의 환경 오염 물질

세계수역평가프로그램(TWAP, Transboundary Waters Assessment Program)이라는 단체는 매년 세계의 수질을 평가합니다. 2015년 평가 보고서를 보면, 우리나라는 2000년, 2003년, 2050년까지 질소와 인의 부유량이 매우 심각한 상태일 것으로 예상하고 경고합니다. 해마다 남해안에 발생하는 적조를 봐도 그 심각성을 알 수 있습니다. 또 심각한 건 각종 선박 사고 및 유조선 기름 누출 사고입니다. 2007년 삼성 1호 크레인선과 유조선 허베이 스피릿(Hebei spirit)호가 충돌했습니다. 이 사고를 2018년 국제유조선선주오염연맹(International tanker Owners Pollution Federation Ltd, ITOPF)은 세계에서 큰 오일 누출 사고 중 하나로 보고했습니다. 이를 복원하는 데 많은 대가를 치른 것을 우리는 기억하고 있습니다. 많은 자원봉사자가 태안반도로 달려가 기름을 제거했지만, 그 잔여 물질이 아직도 보이지 않는 해저나 연안 등 해양 생태계에 많이 남아 있습니다.

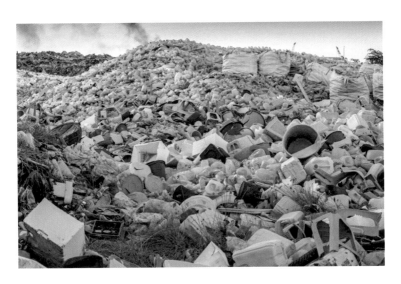

◆ 해마다 늘어나는 쓰레기와 바다에 유출되는 기름으로 인한 환경 오염은 심각한 수준입니다.

이러한 유류 사고를 복원하는 데는 직접적인 방법인 물리 화학적 처리에 의한 방법도 있지만, 인간에게 2차적 피해가 없는 가장 안전한 방법 중 하나는 미생물을 이용하는 것입니다. 2010년 트래커(Tacker) 와 로빈슨(Robinson) 연구진이 유류 분해 미생물(Hydrocarbonclastic bacteria, HCB)을 찾아냈습니다. 대표적인 예로 알카니보락스 (Alcanivorax)라는 해양 박테리아를 들 수 있습니다. 이 미생물은 유출된 기름을 직접적으로 분해할 수 있습니다. 유류 분해 미생물은 분해 시 질소나 인을 필요로 하는데, 이것은 적조 및 부영양화된 해양에서 질소, 인을 소비해 해양 생태계 균형에 도움이 될 수 있습니다. 과학자들은 미생물의 생분해 경로를 연구해 미생물 유전자를 이용하고 공학적인 장치에 적용해 오염을 줄이는 방안을 도출하고 있습니다.

또 다른 오염 물질인 중금속은 인체로 들어오면 피부, 호흡 기관, 간, 콩팥 등 내기관 및 내분비계, 면역 체계 및 심혈계, 생식계 등 다양하게 피해를 줍니다. 미생물은 이 중금속을 직접 섭취해 분해할 수 없지만, 대신 중금속을 선별하는 데 도움을 줄 수는 있습니다. 즉 미생물을 이용해 중금속을 생흡착해 분리할 수 있습니다. 중금속은 물리적으로 선별해 농축시킨 후 폐기하는 방법을 사용하며, 복원하는 방법으로는 이온 교환, 여과, 응축, 고형화 등이 있습니다.

최근 이슈가 된 미세플라스틱(microplastics)은 5천μm 이하로 그 크기가 매우 작습니다. 아주 작은 사이즈인 20μm 이하는 인간의 기관에 침투할 수 있으며, 0.1~10μm는 세포막, 뇌혈관과 혈소판도 통과합니다. 게다가 섬유소 형태로 돼 있기 때문에 동물이나 식물의 내

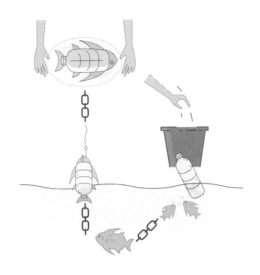

◆ 해양 오염의 악순환

부에 중금속처럼 누적됩니다. 먹이사슬 최상위에 있는 인간에게까지 누적되므로 당연히 우리 건강에 나쁜 영향을 줍니다. 미세플라스틱의 종류로는 폴리스티렌(polystyrene, PS), 고밀도 폴리에틸렌(high-density polyethylene, HDPE), 저밀도 폴리에틸렌(low-density polyethylene, LDPE), 폴리프로필렌(polypropylene, PP), 폴리에틸렌 테레프탈레이트(polyethylene terephthalate, PET) 등 다양합니다.

• 대기 오염의 환경 물질

대기 오염도 매우 심각합니다. 호흡기에 영향을 미치므로 우리의 건강도 문제지만, 특히 지구 기후 변화에 가장 큰 영향을 줍니다.

WHO에 따르면 전 세계 도시의 80%가 기준치를 초과한 대기 질에서 살고 있고, 매년 약 700만 명씩 사망한다고 합니다. 이 중 380만 명 정도는 실내 대기 오염 때문에 죽는다고 하죠. 대기 오염 물질은 미세 먼지(Particulate matter, PM), 질소산화물(NOx), 황산화물(SOx), 휘발성 유기화합물(VOCs)로 알려져 있습니다. 두통, 뇌졸중과 심장병, 폐암까지 유발합니다. 대기 오염은 주로 화석 연료를 연소해서 발생하는 겁니다. 대기 오염을 줄이려면 대체 물질도 필요하겠지만, 정부의 합리적인 정책이 시급합니다.

• 환경호르몬

환경호르몬, 즉 내분비계 방해 물질(endocrine disruptors)은 내분비계 호르몬 수용체에 달라붙어 오작동을 일으키기 때문에 인체에 큰 피해를 줍니다. 다이옥신(dioxins), 피토에스트로겐(phytoestrogens), 프탈레이트(phthalates), 페놀(phenol), 폴리염화 바이페닐(polychlorinated biphenyls, PCB), 농약, 다환 방향족 탄화수소(poly aromatic hydrocarbons, PAH) 등이 있습니다. 미국 건강 통계국(National Health and Nutrition Examination Survey, NHANES)은 1999년부터 2008년까지 3만여 명의 여성을 대상으로 환경호르몬이 인체에 미치는 영향을 조사했습니다. 그 결과 환경호르몬이 자궁암 등 생식 기관에 많은 영향을 주는 것으로 나타났습니다. 그중 하나인 다환 방향족 탄화수소(PAH)가 임산부의 탯줄을 통해 태아에까지 영향을 주고 세포를 손상하는 것으로 알려졌습니다.

환경 오염 물질의 미생물 군집 영향 및
장내 미생물의 중요성

환경 오염 물질은 인체의 혈관계, 순환계, 면역 체계 등을 변화시키기도 하지만, 그 안에 사는 미생물 군집에 변화를 일으킵니다. 특히 항생제를 많이 사용하면서 항생제에 적응해 저항할 수 있는 미생물이 많이 생겼습니다. 2012년 미국 국립보건원에서 진행한 인간 미생물체 프로젝트(Human Microbiome Project, HMP)는 인체 내 피부와 기관에 있는 시료를 채취해서 미생물 군집을 분석했습니다. 과학자들은 분석한 데이터베이스로 인간의 건강과 질병이 어떤 상관관계가 있는지 계속 연구하고 있습니다.

특히 요즘 과학계에서 가장 주목하고 있는 미생물은 장내 미생물입니다. 저는 군집 연구에서 미생물이 갖고 있는 대사 기작(Metabolism mechanism)에 주목했습니다. 2017년 〈사이언스(Science)〉에 수록된 코펠(Koppel) 연구진의 연구를 보면, 장내 미생물은 우리가 먹고 있는 복잡한 화학 물질, 산업체에 있는 오염 물질, 약 등을 화학적으로 변화시킨다고 합니다. 그래서 덜 독하게, 생분해가 가능한 것으로, 어떤 때는 질병에 맞춰서 효율적으로 바꿀 수 있습니다. 따라서 이 장내 미생물의 대사 과정을 이해한다면, 연령에 따라 환자와 건강한 사람의 장내 세균총(gut microbiota)을 비교 분석해서 인체의 잠재력을 평가할 수 있습니다.

미생물 군집체
분석 연구

　　　　　미생물은 오염된 조건에 있는 군집체와 오염을 제거해서 다시 복원한 군집체가 서로 다른 군집 양상을 보입니다. 이는 채취된 시료(Sample)로부터 미생물 군집의 16S rRNA 유전자를 표적으로 조작 단위 분류(Operational Taxonomonic Unit, OTU)를 통해 상대적인 풍부도(relative abundance)를 조사할 수 있습니다. 또 다른 방법은 미생물의 유전자와 대사 경로를 연구하는 접근법으로 KEGG(Kyoto Encyclopedia of Genes and Genomes, 일본 생화학 DB)나 미국 국립생물공학정보센터(National Center for Biotechnology Information, NCBI), 미네소타 대학교에서 데이터베이스를 만들었고요. 이렇게 쌓인 빅데이터로 질병 치료 연구에 도움을 줄 수 있습니다. 한 가지 예로, 2018년 쉬레스타(Shrestha) 등 연구진은 전립선암 환자와 정상인의 요로관 내 마이크로비옴(미생물 군집)을 분석해 상관관계를 도출했습니다. 그랬더니 정상인에 비해 전립선암 환자의 미생물 군집과 다양성이 낮았습니다.

　이런 연구 과정을 통해 현재뿐 아니라 미래에 계속 증가할 환경 오염 물질이 인간 건강에 미칠 영향을 고려해 준비할 방안은 세 가지입니다. 첫 번째는 환경 오염 물질을 분해할 수 있는 미생물 탐색입니다. 환경 오염 물질에 가장 잘 적응하도록 진화한 미생물을 발견해서 어떠한 대사 과정에 의해 오염 물질에 적응하고 분해하는지, 대사 과정에 어떠한 유전자가 작용하는지 연구를 진행하는 겁니다. 두 번째

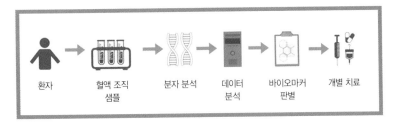

환자 → 혈액 조직 샘플 → 분자 분석 → 데이터 분석 → 바이오마커 판별 → 개별 치료

◆ 바이오마커의 역할

는 환경 및 인체 시료에 대한 미생물 분석 연구입니다. 우리가 추적한 미생물이 질병을 유발한다면 어떤 미생물 종이 우점을 하고 있는지, 정상인에게는 어떤 미생물이 건강에 도움을 주고 있는지 연구하는 겁니다.

마지막으로 바이오마커(Biomarker, 몸 안의 변화를 알아낼 수 있는 지표)입니다. 바이오마커는 미생물, 마이크로 RNA, 유전자, 단백질까지 포함합니다. 바이오마커로 암세포가 얼마나 증식할 수 있는지 예측할 수 있고요. 치료제도 개발할 수 있습니다. 이를 통해 결국 질병을 좀 더 줄여 나갈 수 있다고 생각합니다.

당신이 생각조차 못 해 본 30년 후 의학 이야기

Q 환경 오염을 정화하는 화학적 처리와 생물학적 처리의 차이점은 무엇인가요?

A 환경 오염을 정화할 때 과거에는 화학 물질 처리를 많이 했습니다. 과산화수소를 넣어서 연소해 제거해 버리는 겁니다. 하지만 이 방법은 2차 오염이 발생하므로 좋은 방법은 아닙니다. 그래서 생물학적으로 미생물을 넣어 2차 오염 없이 분해하자는 거죠. 문제는 생물학적인 방법이 화학적인 방법보다 비싸다는 겁니다. 윤리적인 문제도 있습니다. 토양을 정화할 때 생물학적인 방법을 쓴다면서 눈속임으로 경제적으로 싼 방법과 화학 처리 방법을 병행하는 사례들이 많습니다. 그래서 정부 기관에서는 토양 복원 사업 진행할 때 생물학적 처리 방법을 사용하도록 엄격하게 규제하고 있습니다.

Q 미생물로 미세플라스틱을 처리하기에는 오염된 양이 많지 않나요?

A 과학자들은 미세플라스틱을 분해(대사)할 수 있는 미생물 종에 대한 연구와 미생물 종을 활용할 수 있는 연구를 진행하고 있습니다. 그러나 아직까지 실험실 수준의 연구이기에 현장에 적용하기가 어렵습니다. 현장에서는 오염된 양이 매우 광범위하므로, 실제 적용하려면 공학적인 개념으로 설계해야 합니다. 또한 미세플라스틱 처리를 위한 시설을 설치해서 오염된 양을 줄이고, 대체 물질을 활용해 미세플라스틱 양을 줄여야 합니다.

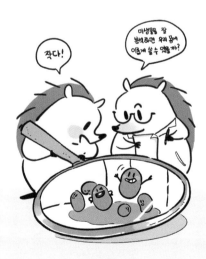

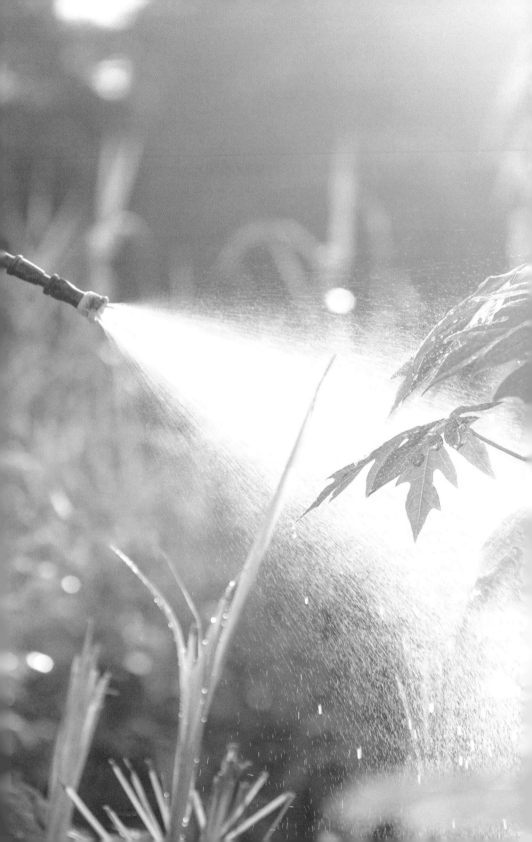

환경호르몬과 생식 건강

김주희, 경희대학교 간호과학대학

우리는 일상생활에서 환경호르몬에 많이 노출됩니다. 피부에 직접 바르는 화장품에는 프탈레이트(phthalate, 탈산염)가 들어 있고요. 테이크아웃 커피 뚜껑에는 폴리스티렌(Polystyrene, PS)이 들어 있습니다. 커피를 계산하고 건네받는 영수증은 어떨까요? 지금은 많이 바뀌긴 했지만, 아직도 비스페놀A(Bisphenol-A, BPA)라는 환경호르몬이 들어 있습니다. 최근 서울대학교 보건대학원에서 마트 계산원들의 소변 중 BPA 농도를 조사해 봤더니 BPA 농도가 2배 높게 나오더랍니다. 또 여러 논문을 보면 환경호르몬이 소변, 머리카락, 침, 혈액뿐만 아니라 태반, 양수, 모유, 아기의 탯줄에서도 발견됐다고 합니다. 우리가 편하려고 만든 제품으로부터 오히려 공격당하고 있는 겁니다.

환경호르몬이란

환경호르몬은 환경 중으로 배출된 화학 물질이 호르몬과 같은 작용을 한다고 해서 붙여진 이름입니다. 학계에서는 환경호르몬이 호르몬의 균형을 방해하고 내분비계가 정상적으로 기능하지 못하게 하는 물질이라고 해서 '내분비계 장애 물질(Endocrine disruptors, EDs)'이라고 규정하고 있습니다. 미국 환경부에서는 내분비계 장애 물질을 '항상성을 유지하거나 발달 과정을 조절하는 데 필요한 신체 내 호르몬의 자연적인 생성, 분비, 이동, 대사, 결합, 작용, 제거 과정에 문제를 유발하는 외부 물질'로 정의합니다. 인위적인 활동으로 만들어진 물질은 인간 내분비계에 영향을 미쳐서 정상 호르몬의 주요 기능에 장애를 일으키고 생식 기능 저하, 신경학적 발달 장애, 대사 및 면역 장애, 암 등 다양한 질병 유발의 원인이 됩니다. 또한 환경호르몬은 쉽게 분해되지 않고 인체 또는 생물의 지방 조직에 축적되는 특성을 갖고 있어 더욱 주의해야 합니다.

프탈레이트류, BPA, 파라벤, 트리클로산, PFOS(Perfluorooctanoic Sulfonate)와 PFOA(Perfluorooctanoic acid) 같은 과물화화합물류, 브롬화 난연제류, 다이옥신류 등이 대표적인 내분비계 장애 물질입니다.

프탈레이트는 주로 장난감, 놀이 매트 등 바닥재, PVC 제품에 많이 쓰고 있고요. 동물 실험 등 여러 역학 연구 결과를 보면 생식, 면역 및 대사 질환뿐 아니라 아이들의 주의력 결핍 증상(ADHD)에 영향을 미치는 것으로 나타났습니다.

영수증뿐만 아니라 물병, 젖병, 음료수 캔의 내부 코팅 재료로 쓰이

프탈레이트(가소제류)

어린이용 장난감, 빨대 등 플라스틱을 부드럽게 하는 가소제, 세제, 향수, 매니큐어 등에서 향이나 색을 오래 유지하는 용도

BPA(방부제, 코팅제류)

젖병, 병마개, CD, 플라스틱 내부 코팅 재료, 감열지 발색 촉매제

파라벤(보존제, 방부제류)

화장품, 의약품, 샴푸, 린스, 로션의 방부제

트리클로산(항균제류)

비누, 치약, 샴푸, 세제, 데오도란트 등

PFOS, PFOA(과불화화합물류)

전자레인지용 용기, 음식 포장 용지, 프라이팬, 냄비, 종이컵, 계면활성제 등

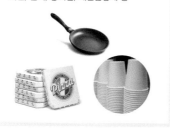

브롬화난연제류

플라스틱, 전자 회로 소자, 전자 제품, 페인트, 커튼, 쇼파, 매트리스 등

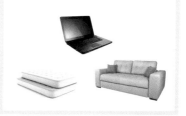

◆ 환경호르몬의 종류

는 BPA는 아토피나 천식, 성 조숙증, 발달 장애, 과잉 행동 장애에 영향을 준다고 합니다. 환경호르몬 문제가 불거지자 지금은 BPA 프리 제품을 생산하고 있습니다.

파라벤류는 샴푸, 린스 등에 방부제로 사용하고 있는데요, 주로 생식기계 질환에 영향을 미친다고 알려져 있습니다.

과불화화합물류는 음식 섭취와 밀접한 관련이 있는 각종 조리 용기와 포장용지, 일회용 종이컵 등에 사용되는데요, 뇌와 신경, 간에서 독성을 유발하고 면역력을 약화시키며, 콜레스테롤 수치를 높입니다.

브롬화난연제류는 플라스틱이나 텔레비전 등 전기 제품, 커튼, 소파, 매트리스 등 각종 생활용품에 사용되고요, 정자의 감소나 갑상선 호르몬 기능에 영향을 미치는 것으로 봅니다.

환경호르몬 노출 경로

우리는 어떻게 환경호르몬에 노출될까요? 입으로 음식과 함께 먹기도 하고, 숨을 쉴 때 공기 중의 환경호르몬을 코로 흡입하기도 합니다. 또 환경호르몬을 함유한 생활용품과의 접촉을 통해 피부로 흡수하기도 하고요. 환경 중에 존재하다가 우리 몸으로 들어온 환경호르몬은 호르몬 수용체와 결합해서 마치 정상 호르몬인 양 기능합니다. 그 이름 그대로 호르몬과 유사한 작용을 해서 정상적인 호르몬의 기능을 방해하는 거죠.

또한 호르몬 수용체의 결합 부위를 봉쇄하기도 합니다. 정상 호르몬이 수용체에 접근하는 것을 막아서 내분비계가 기능을 발휘하지 못하게 합니다. 이로써 생리 과정의 어느 단계를 저해시키는 거죠.

환경호르몬은 촉발 작용도 일으킵니다. 호르몬 수용체에 반응해 정상적인 호르몬 작용에서는 나타나지 않는 엉뚱한 대사 작용을 유발하는 겁니다. 이렇게 교란되면 정상적인 생리 과정에 당연히 장애가 나타나겠죠.

환경호르몬과
생식 건강 연구

많은 환경호르몬이 에스트로겐과 유사 작용을 하거나 항에스트로겐 작용을 하기 때문에 인간 생식에 영향을 줄 가능성이 매우 높습니다. 최근 연구 결과를 보면 환경호르몬은 여성 자궁 내막증, 자궁 근종, 성조숙증, 불임, 유방암과 남성의 정자 질 저하, 고환암 등에도 영향을 미칩니다. 먼저 여성에게는 유방암, 난소와 자궁에 각종 질환 등을 유발합니다. 난소 질환의 경우 에스트로겐을 모방한 환경호르몬이 정상적인 난소 발달에 영향을 미쳤기 때문에 생기는 건데요, 대표적으로 다낭성 난소 증후군, 불규칙한 월경 주기, 조기 폐경, 난임 및 불임 등을 들 수 있습니다. 환경호르몬에 노출되면 자궁 형태에도 변화를 줄 수 있고요, 자궁 내막증이나 자궁 근종 등 각종 자궁 질환을 유발하기도 합니다.

환경호르몬의 영향으로 성조숙증이 나타나기도 합니다. 푸에르토

리코에서 조기에 유방이 발육한 여성을 조사했더니, 프탈레이트 농도가 정상 발육 여성보다 훨씬 더 높았고, 중국 연구에서는 성조숙증을 보이는 아이들의 혈중 프탈레이트 농도가 높아지면 자궁과 난소 크기가 함께 커졌다는 보고가 있습니다. 이러한 결과를 보았을 때 환경호르몬이 성조숙증에도 영향을 미치고 있다는 것이죠. 환경호르몬은 유방암을 발생시킬 수도 있으나 인간을 대상으로 한 연구 결과는 아직 확실하지 않습니다.

환경호르몬 노출에 가장 민감한 그룹은 임산부와 태아입니다. 태아기는 굉장히 빠른 성장과 기관의 분화가 일어나는 시기로, 이때 환경호르몬에 노출되면 노출 용량과 노출 시기에 따라 기형이 발생하거나 성장이 늦어지고, 조산이 발생할 수 있습니다. 또한 정상적으로 태어나더라도 신경학적 발달에 영향을 주어 행동 장애가 나타나거나 성인이 되어 만성 질환이나 암을 유발할 수 있습니다. 최근 유전자 연구 결과는 태아기에 잠시 환경호르몬에 노출된 영향이 본인 세대 이후 다음 세대까지 나타날 수 있다는 것을 시사합니다. 따라서 임신한 여성과 모유 수유 중인 여성은 환경호르몬 노출 예방에 더욱 신경을 써야 합니다.

환경호르몬은 남성의 생식 건강에도 영향을 미칠 수 있습니다. 정자의 DNA 손상을 유발하고 움직임을 감소시키며, 정자 수를 줄이거나 정액 양을 감소시켜 난임과 불임을 일으킬 수 있습니다. 특히 프탈레이트의 한 종류인 DEHP는 동물 실험에서 발달 과정 생식 기능 독성에 대한 명백한 증거가 있는 물질입니다. 인간에게도 발생 가능한 독성이 있기에 영유아가 중환자실 치료를 받거나 남자아이를 임신 중인 여성이 의학적 집중 치료를 받은 경우에는 부작용을 고려해야 합니다.

그런데 이런 환경 연구에도 한계가 있습니다. 환경호르몬에 노출되는 시점과 질환이 발현되는 시점에 차이가 있을 수 있기 때문에 그 사이에 수많은 혼란 변수가 존재할 수 있습니다. 또한 발현 시점이 본인 세대가 아닌 다음 세대에 나타날 수 있기에 반드시 BPA, 프탈레이트의 영향이라고 단정 지을 수만은 없습니다. 더군다나 인간을 대상으로 노출 실험을 할 수 없기 때문에 정확한 인과 관계를 밝힐 수도 없고요. 따라서 대규모 코호트(Cohort) 역학 연구로만 근거를 제시할 수 있는데, 많은 비용과 시간이 소요됩니다.

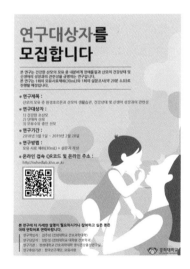
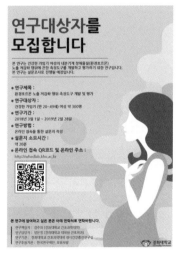

◆ 경희대학교에서 진행한 환경호르몬과 생식 건강 관련 연구 대상 모집 포스터(2018~2020)

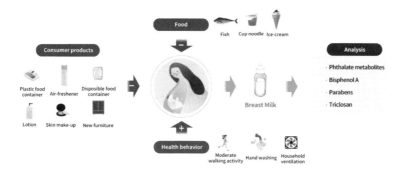

◆ 모유의 환경호르몬 수치에 영향을 미친 음식과 제품들

Kim et al., (2020). Association of lifestyle factors with pthalate metabolites, bisphenol A, paraben and triclosan concentrations in breast milk of Korean mothers. Chemosphere, in press

　'모유가 아이에게 안전할까?'라는 질문으로 시작된 연구에서는 2018년부터 2020년까지 전국에 있는 산모 221명의 모유와 소변에 있는 환경호르몬 15종을 분석했습니다. 분석 결과, 환경호르몬이 매우 높은 수치의 산모도 있었지만, 다행히 대부분 허용치 이하로 나타났습니다. 이 결과는 기존 미국, 이탈리아, 독일, 스웨덴, 캐나다 등 연구에서 나타난 모유 중 환경호르몬 농도보다 낮은 수치입니다. 이 조사에서 환경호르몬 수치가 높은 산모가 낳은 아이들의 소변 중 환경호르몬 농도를 조사했더니 아이들도 비교적 높은 수치를 보였습니다. 환경호르몬이 신경학적 발달과 관련이 있다는 기존 근거를 고려해, 추후 연구에서는 산모의 건강 상태와 아이의 성장 및 신경학적 발달 상태를 조사할 예정입니다.

　환경호르몬과 식이, 생활용품, 건강 행위와의 연관성도 분석해 봤

당신이 생각조차 못 해 본 30년 후 의학 이야기

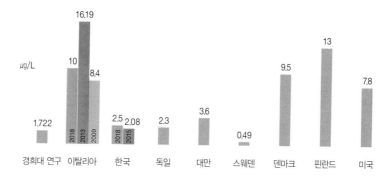

μg/L

16.19

13

10

9.5

8.4

7.8

1.722

2018 2013 2009

2.5 2.08

2018 2015

2.3

3.6

0.49

경희대 연구　　이탈리아　　　한국　　독일　　대만　　스웨덴　　덴마크　　핀란드　　미국

◆ 나라별 환경호르몬 농도(2004~2020)

습니다. 모유 중 환경호르몬 농도와 관련 있었던 건 생선, 컵라면, 아이스크림이었고요. 생활용품 중에는 음식 담는 플라스틱, 일회용 음식 보관 용기, 방향제, 로션, 메이크업 제품, 새 가구에서 굉장히 높게 나왔습니다. 이 연구 결과로 우리는 쉽게 접할 수 있는 음식과 생활용품 등에서 언제나 환경호르몬에 노출될 수 있음을 알 수 있습니다.

　환경호르몬 체외 배출에 도움이 되는 건 '중' 정도의 걷기 운동, 즉 운동으로 땀을 배출하는 게 중요하고요. 손을 씻거나 집안 환기도 효과가 있습니다.

환경호르몬에의
노출을 줄이려면

　　　　　　　우리는 이미 생활 속에서 환경호르몬에 굉장히 많이 노출돼 있고, 피할 수 없다는 사실을 인정할 수밖에 없습니다. 개인이 환경호르몬을 기피하는 건 한계가 있기 때문에, 기업에게는 '그린 케미컬(Green Chemicals)'을 개발하고 사용하려는 인식의 변화가 필요하고요. 정부는 2015년 시행한 '화학 물질 등록 및 평가에 관한 법률' 같은 적절한 규제를 해야 합니다. 그리고 환경 친화적인 정책, 친환경 기업에 많은 인센티브를 주는 정책도 필요합니다. 물론 더 중요한 건 정부가 바이오마커 연구에 지속적으로 지원해서 우리 연구자들이 대안을 찾을 수 있도록 만드는 겁니다.

• 우리가 할 수 있는 노력

우리가 일상생활에서 환경호르몬을 줄이는 구체적인 방법에는 어떤 게 있을까요? 제일 먼저 되도록이면 플라스틱 같은 일회용품을 쓰지 않는 것입니다. 흠집이 있거나 표면이 마모된 플라스틱 용기는 폐기하고요, 전자레인지 등을 이용해서 식품을 데울 때 플라스틱 용기를 사용하지 않는 것도 있겠죠.

플라스틱을 꼭 사용해야 할 경우에는 되도록 안전한 플라스틱 용품을 사용해야 합니다. 반짝이거나 화려한 재질에는 프탈레이트가 함유될 가능성이 높아요. 따라서 향이 강하거나 화려한 용기, 말랑거리는 제품 등은 사용하지 않고, KC나 친환경 인증 마크가 있는 제품을 사

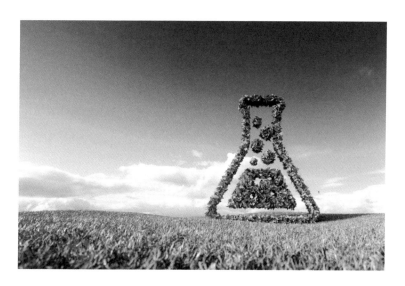

◆ 기업에게는 '그린 케미컬'로의 인식 변화가 필요합니다.

용하면 됩니다. 플라스틱 제품을 구매할 때는 원료를 확인하는 것도 중요한데요, PVC, PC, PS 제품보다 PET, PP 제품이 상대적으로 안전하다는 걸 명심하면 됩니다. 또 캔류는 직접 가열하지 않고 용기가 손상되지 않은 제품을 사용해야 합니다.

과일과 채소에는 살충제가 많이 뿌려집니다. 살충제는 잠재적인 발암 물질일 뿐만 아니라 내분비 기능을 방해하는 환경호르몬이 함유되어 있습니다. 또한 육류 및 유제품에는 성장호르몬과 예방적 항생제가 많이 들어 있습니다. 매번 식사마다 유기농 식품으로만 먹을 수는 없겠지만, 가능한 한 식단에 포함시키는 것이 좋습니다.

우리가 생활 속에서 만나는 프탈레이트, 비스페놀, 파라벤에는 반감기가 4~6시간 정도로 짧고 몸에서 쉽게 빠져나가는 물질도 있습니다. 물 마시기를 습관화하면 대사가 원활해져서 체내 환경호르몬을 몸 밖으로 배출시켜 주는 데 도움이 됩니다.

손 씻기를 습관화하는 것도 필요합니다. 개인위생을 위해선데요, 올바른 손 씻기를 통해 환경호르몬에의 노출을 줄이고 감염성 질환까지 예방이 가능합니다.

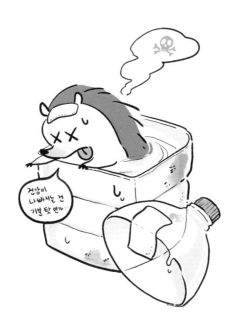

Q 플라스틱 제품을 만드는 기업의 사회적 책임이 중요할 것 같습니다.

A 기업만 노력해서는 해결할 수 없다고 보고요. 환경은 더 나빠지고 있는데, 지금까지 편리함만 추구하느라 환경을 개선하려는 노력은 무시해 온 실정입니다. 이미 근거들이 많이 쌓이고 있고, 한 세대를 걸러서 나타나고 있는 문제들도 많기 때문에 정부 차원의 친환경 대책이 제일 중요합니다. 그리고 우리도 일회용품을 쓰지 않도록 노력해야겠죠.

Q 친환경 플라스틱 대체 물질은 안전한가요?

A BPA와 프탈레이트가 유해하다고 밝혀진 건 최근의 일입니다. 수십 년 동안 연구해서 밝혀진 거죠. 그런데 대안으로 나온 친환경 플라스틱 대체 물질에 대한 연구는 별로 많지 않습니다. 유해성에 대한 연구 결과가 쌓일 때까지 안전하다고 믿을 수밖에 없는데요. 그래도 '화학 물질의 등록 및 평가 등에 관한 법률'의 시행으로 정부가 기업을 까다롭게 규제하기 때문에 과거보다는 나은 편입니다.

Q 일회용 커피 뚜껑뿐만 아니라 종이컵도 문제 아닌가요?

A 종이컵도 문제죠. 종이컵 내부에 코팅된 PE(폴리에틸렌)도 105℃가 넘으면 환경호르몬이 용출됩니다. 그런데 컵 뚜껑과 컵 안에 있는 환경호르몬이 이중으로 우리 몸에 들어오니까 가급적 뚜껑만이라도 떼자는 거고요. 그렇게 환경호르몬에 대한 민감도를 올려서 점차 줄여 나가자는 겁니다. 제일 좋은 건 일회용 컵을 안 쓰는 것이죠.

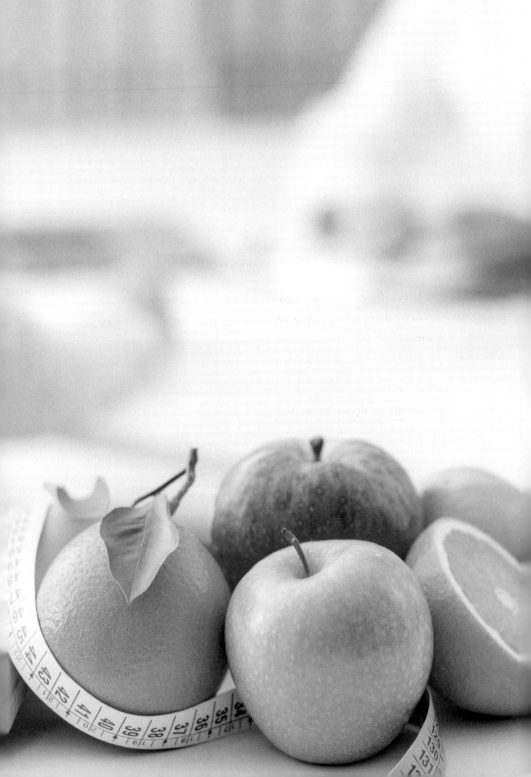

맞춤형 영양과 건강

임현정, 경희대학교 동서의학대학원 의학영양학과

일 때문에 바쁜 직장인, 공부하는 학생, 가족 건강을 책임지는 주부, 남녀노소 모든 사람들이 공통적으로 생각하는 것 중 하나가 '오늘은 뭘 먹을까' 아닐까요? 하루 한 알로 모든 필요한 영양소를 공급할 수 있다면 어떨까 생각할 수도 있겠지만, 단순히 영양 성분을 공급하는 것 외에 음식은 함께 대화할 수 있는 주제를 제공하고, 우리 생활에 큰 행복과 만족감 그리고 활력을 줍니다. 그만큼 음식에 대한 관심이 높아 인터넷이나 방송에서도 늘 화제가 됩니다.

특히 우리나라는 끼니를 걱정해야 하는 가난한 나라에서 급격한 산업 발달과 함께 현재는 오히려 영양 과잉에 있다 해도 과언이 아닙니다. 이 때문인지 음식에서 오는 즐거움과 섭취와 관련된 여러 문제점이 동시에 나타나고 있습니다. 최근 우리 식생활은 서구화, 불규칙한 식사, 잦은 외식 등 다양한 변화로 여러 종류의 암, 뇌혈관 질환, 심장병, 고혈압, 이상지질혈증, 당뇨병, 비만 등 만성 질환이 증가하고 있습니다. 이러한 만성 질환 예방 및 치료의 가장 기본이 되는 것이 바로 식생활을 개선하는 것입니다. 식생활 개선은 그리 어려운 일이 아니며 먹는 즐거움을 빼앗는 것 또한 아닙니다.

한 예로 식사와 심혈관계 질환(Cardiovascular disease)의 관련성에 대한 여러 가지 연구가 있습니다. 미국이나 캐나다 등 서구에서 우리가 즐겨 먹는 설탕이 함유된 음료를 하루에 한 잔만 마셔도 심혈관계 질환의 위험이 높아진다는 사실이 발표됐고요. 2013년에는 공신력 있는 임상 저널 〈뉴잉글랜드 저널 오브 메디슨(New England Journal of Medicine)〉에 견과류를 먹는 것이 암과 심혈관 질환을 예방하는 데 도움이 된다는 내용이 실렸습니다. 최근 견과류의 섭취를 권장하는 이유도 여기에 있습니다.

아시아 국가 중 중국의 연구도 주목할 만합니다. 중국인을 대상으로 한 연구에서 과일 섭취가 뇌졸중 또는 관상동맥 건강에 긍정적인 영향을 준다고 발표했습니다. 우리나라의 경우 최근 국민건강영양조사 결과에 따르면 체질량지수(BMI)가 높거나, 고혈압, 혈중 콜레스테롤이 높을 때 심혈관 대사에 문제를 일으키고 더 나아가 사망률을 높이는 것으로 나타났습니다. 식이와 관련해서는 과일과 통곡물, 채소 섭취가 부족하고 소금을 많이 섭취했을 때 심혈관 질환 및 그에 따른 사망률이 높아지는 것으로 발표했습니다.

영양 연구

　　　　　많은 영양학자들은 질병의 원인이 되는 영양 성분을 조사하고, 질병 예방 및 건강 증진을 위한 섭취 방법에 대해 과학적 증거를 제시하고자 연구를 진행합니다. 모든 연구가 다 그렇겠지만 영양 연구 역시 여러 가지 한계에 직면하게 됩니다.

　첫째, 우리가 섭취한 음식을 정확하게 측정하는 건 굉장히 어렵습니다. 된장찌개로 예를 들면, 집집마다 양념과 재료, 또 그 양도 제각각이지요? 그래서 표준을 잡기 어렵습니다. 비만인 사람에게 식이 조사를 하면 대부분 먹지 않았다며 제대로 대답하지 않죠. 그러면 섭취

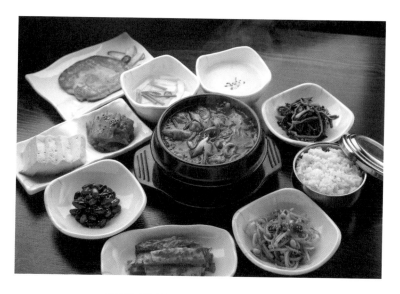

◆ 한국인의 식단은 다양한 식품의 조합으로 되어 있어
영양소와 질환의 연관성을 밝히는 과정이 복잡합니다.

한 열량이 매우 적은 것처럼 계산됩니다. 또한 편식하는 아이를 키우는 엄마는 본인이 아이에게 준 걸 이야기합니다. 아이가 실제로 먹은 게 중요한데 말이죠. 이 경우 비만인의 섭취량은 과소평가, 아이의 섭취량은 과대평가될 수 있다는 뜻입니다.

두 번째로 우리는 영양소를 먹는 것이 아닙니다. 예를 들어 단백질을 많이 먹으라고 하면 단백질이 많이 함유된 계란이나 고기 같은 '식품'을 먹는 것이지 '영양소'를 먹는 게 아닙니다. 게다가 식품도 한 가지만 먹지 않습니다. 특히 우리나라 식사의 특징은 복합적인 걸 많이 먹는다는 것입니다. 이 때문에 정확하게 섭취한 음식을 측정하기가 어렵습니다.

세 번째로 어떤 식품이나 영양소를 먹었다고 한들, 이 영양소의 섭취가 특정 질환에 미치는 영향은 생각보다 적을 수 있으며 질병이 나타나기까지 오랜 시간이 걸릴 수 있습니다.

따라서 영양소와 건강 및 질병과의 연관성을 밝히려면 매우 광범위한 조사와 연구가 필요합니다. 당연히 연구 비용도 많이 들고 훨씬 복잡하겠죠. 요즘 미디어에서 한 가지 음식이나 영양소에 대한 광고나 음식에 대한 하나의 효과를 과장해서 이야기하는 경우가 많이 있어서 영양학자로서 우려가 되기도 합니다.

최근 유행한 저탄수화물/고지방 식사는 장단점에 대한 논란이 많습니다. 과거 오랫동안 식이 지방이 혈관에 좋지 않은 영향을 미친다는 게 보편적인 진실이었습니다. 1950년대 미국의 한 교수가 고지방 식사가 심장질환의 원인이 될 수 있다고 한 후, 1956년 미국 심장학

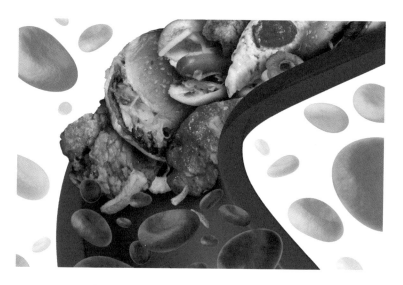

◆ 오랫동안 지방은 혈관에 좋지 않은 영향을 미친다고 알려졌습니다.

회는 저지방식을 권고했고, 이후 비만 예방 및 심혈관계 질환 예방을 위해 전 세계적으로 저지방 식사가 추천됐습니다. 하지만 저지방 식사를 계속 권장함에도 지속적으로 비만 인구가 증가하면서 유용성에 대한 논란이 일었습니다.

1970년대에는 저탄수화물 식사(상대적으로 고지방 식사)인 '애킨스 다이어트(Atkins diet)'가 유행했고, 그 이후 저탄수화물 식사와 저지방 식사는 각 식사의 장점을 내세우는 학자들에 의해 논란이 계속돼 왔습니다.

저탄수화물/고지방 식사는 단기간에 체중 감량 효과가 큽니다. 특히 우리나라는 식생활이 워낙 고탄수화물로 구성되어 있기에 설득력

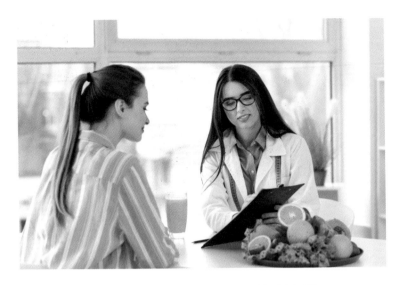

◆ 영양사는 환자와 보호자를 상담하며 식생활 전반에 대한
지식을 전달하고 식생활이 변화될 수 있도록 도와줍니다.

이 있어 보입니다. 그런데 이 주장은 단순히 탄수화물 대신 지방을 많이 먹자는 것이 아니라 포화지방산이 많이 포함된 음식은 줄이고, 불포화지방산을 대체해 섭취하라는 뜻입니다. 즉 식생활을 영양소로 이야기하지 말고, 먹는 식사 패턴이 어떤가를 좀 더 거시적으로 보자는 게 핵심입니다.

하지만 극단적인 저탄수화물(고지방) 식사, 극단적인 고지방(저탄수화물) 식사 모두 권장할 만하지는 않습니다. 이를 장기간 지속했을 때에는 영양학적 문제와 건강상의 문제가 나타날 수 있다는 것을 잊어서는 안 됩니다.

병원에서는 임상영양사가 환자와 상담합니다. 당뇨병, 암, 만성 콩팥병 등 질환에 대해 단체로 교육하는 경우도 있고요, 처방을 받거나 의뢰받았을 때에는 1:1 상담을 하기도 합니다. 이러한 임상영양 관리는 의학적으로 꼭 필요한 영양적인 치료 과정이라고 볼 수 있습니다. 이를 통해 환자들은 자기 질병과 관련된 식사에 대한 지식을 얻고 건강 및 질병 관리에 많은 도움을 받을 수 있습니다. 2000년대 초 임상영양사들은 양질의 영양 관리를 시행해 임상 경과의 예측이 가능하도록 설계된 표준화된 영양 관리 과정(Nutrition Case Process)을 적용하기 시작했습니다. 이는 모든 환자에 대한 영양 관리 '내용'의 표준화가 아니라 전문적인 영양 서비스를 제공하는 '과정'의 표준화로 이 과정

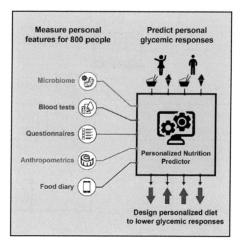

◆ 혈당 반응의 예측에 의한 개인 맞춤형 영양

2015년 의학 저널 〈셀〉에 실린 음식에 따른 혈당 반응. Zeevi et al., 〈Cell〉 163, 2015, pp.1079~1094

을 통해 의료진과 영양사 사이에 의사소통을 원활히 할 수 있고 환자를 더욱 체계적으로 관리할 수 있게 되었습니다.

영양 관리 과정은 4단계로 이뤄집니다. 첫 번째 단계는 영양에 대한 평가를 하는 것인데, 무엇을 어떻게 먹었는지, 혈액 지표, 신체 계

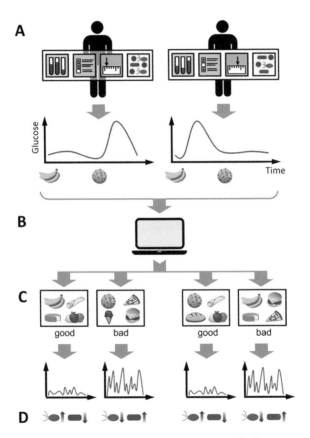

◆ 혈당에 대한 식이의 영향은 매우 다양하지만 예측 가능
〈Trends Mol Med.〉 22(2), 2016, pp.83~85

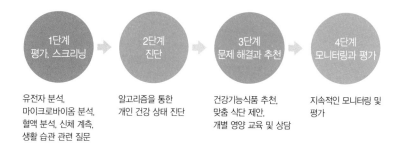

1단계 평가, 스크리닝	2단계 진단	3단계 문제 해결과 추천	4단계 모니터링과 평가
유전자 분석, 마이크로바이옴 분석, 혈액 분석, 신체 계측, 생활 습관 관련 질문	알고리즘을 통한 개인 건강 상태 진단	건강기능식품 추천, 맞춤 식단 제안, 개별 영양 교육 및 상담	지속적인 모니터링 및 평가

◆ 영양 관리 과정

측 등의 데이터를 토대로 평가합니다. 그 데이터에 따라서 두 번째 단계로 영양 문제를 진단합니다. 질병에 대한 의사의 진단이 아니라 영양사가 하는 진단으로, 영양적인 문제를 이야기하는 것이죠. 같은 당뇨병 환자라고 하더라도 환자 상태나 질병의 예후가 다르고 이 환자들이 섭취하는 음식이나 식습관도 차이가 있습니다. 따라서 환자마다 개인 차이를 파악해 영양 문제를 진단하고 개인 영양 문제에 맞추어 맞춤형 영양 중재(영양 상담 또는 교육)가 이루어집니다. 그리고 마지막으로 주기적으로 영양적 모니터링을 하는 것이죠.

이렇게 영양 관리에 대한 관심이 높아지면서 개인 맞춤형 영양에 관한 관심 또한 증가했습니다. 이를 개별화된 영양(Personalized nutrition) 또는 정밀 영양(Precision nutrition)이라고 합니다. 2015년 유명 학술지인 〈셀(Cell)〉지에 800명을 대상으로 혈당 반응을 알아본 논문이 발표되면서 내용이 구체화됐습니다. 이는 섭취한 음식이 같더라도 섭취한 사람에 따라 혈당 반응이 달라지는 것을 혈액 검사로 확

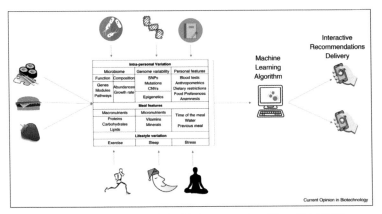

Rationally designed personalized dietary approaches determine the effects of numerous parameters on diet response (e.g. microbiome composition, genome variability, personal lifestyle, medical metadata). Machine learning algorithms utilize these comprehensive data sets to deliver dietary recommendations.

◆ 영양에 관한 개인적인 차이의 이해
⟨Biotechnology⟩ 51, 2018, pp.57~63

인한 것입니다. 음식뿐만 아니라 음식을 섭취한 사람의 장내 환경, 즉 마이크로바이옴(Microbiome)에 따라서도 혈당 변화가 다르더라는 겁니다. 즉 생활 습관을 확인하고 신체 계측 등으로 정보를 종합한 다음, 그 사람에게 맞는 음식들을 제공하면 건강 관리에 도움이 된다는 것이지요.

좀 더 쉽게 A, B라는 두 사람은 혈액학적 특성, 체지방, 근육량 등의 신체 구성이 다르고, 건강 관련 설문에 대한 답변도 다릅니다. 당연히 마이크로바이옴 상태도 차이가 있을 텐데요. 이 두 사람이 같은 양의 바나나와 쿠키를 먹었을 때 두 가지 식품에 대한 혈당 반응에 차이가 있는 것을 확인할 수 있습니다. 따라서 이 결과 데이터를 활용해 각 사람의 건강 관리에 도움이 되는 식품과 그렇지 않은 것으로 구분해 제시할 수 있다는 것입니다. 이런 개념으로 개인 맞춤형 식사 (Personalized diet)를 하면 각자 건강에 도움이 되는 방향으로 식생활을 바꿀 수 있겠지요.

그걸 좀 더 확장해서 개인의 유전자 정보, 마이크로바이옴, 개인 건강 특성, 음식 선호도까지 종합하고, 운동이나 수면, 스트레스 등도 조정할 수 있게끔 정보를 제공하는 방향을 제안하고 있습니다. 식사뿐 아니라 생활 습관을 변화시켜서 자신에게 맞는 건강 관리를 하게 하는 것입니다. 수많은 개인의 특성을 반영해 예측 가능한 인공지능 프로그램을 개발해 고도화한다면 간단한 분석을 통해 진단하고 그에 맞춰 솔루션을 제공하며 지속적인 모니터링도 가능하겠지요? 앞으로 식단 제시와 건강 관리는 이런 방향으로 진행이 되지 않을까 생각합니다. 이로써 개인 맞춤형 식단, 영양 중재, 건강기능식품 추천도 할 수 있겠고요.

건강기능식품에 대해서

요즘은 건강기능식품을 드시는 분들이 많으시지요? 재미있는 점은 건강기능식품의 단점 또는 유의할 점보다는 좋다는 평가만 난무하고 있다는 거죠. 자신에게 필요한 건강기능식품은 어떤 것인지, 양은 얼마나 먹으면 되는지, 여러 종류를 동시에 섭취해도 되는지 궁금해집니다. 또한 광고에서 제시된 내용 외에

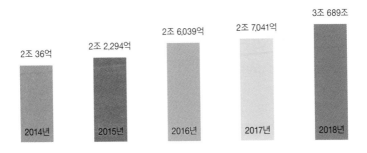

2조 36억　2014년
2조 2,294억　2015년
2조 6,039억　2016년
2조 7,041억　2017년
3조 689조　2018년

◆ 연도별 국내 건강기능식품 시장 규모(식품의약품안전처)

섭취 시 유의해야 할 점은 없는지 알고 싶지요.

건강기능식품은 건강기능식품에 관한 법률(건강기능식품법)의 목적과 기능성의 정의에 적합해야 합니다. 건강기능식품 기능성 원료 및 기준과 규격을 인정받으려면 안전성과 기능성이 과학적으로 입증되어야만 합니다.

우리나라 건강기능식품 시장은 매년 커지고 있습니다. 이에 따라 생산 실적은 계속해서 올라가고 있죠. 수입하는 것도 많이 있고, 개별 인정형으로 새롭게 건강기능식품의 원료로 인정받는 경우도 있습니다. 아직까지 건강기능식품의 품목 중에는 홍삼이 차지하는 비율이 가장 높습니다.

건강기능식품의 원료가 새롭게 발굴되어 개별인정형으로 인정받으려면 판매사 또는 개인이 과학적인 실험을 통해 안전성과 기능성을 입증해야 합니다. 안전성 입증이란 여러 자료를 종합해 해당 원료의 안전성이 확보됐다는 것을 인정받으면 되는 것입니다. 해당 원료

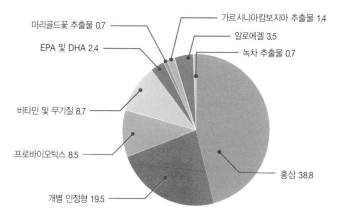

마리골드꽃 추출물 0.7
가르시니아캄보지아 추출물 1.4
알로에겔 3.5
EPA 및 DHA 2.4
녹차 추출물 0.7
비타민 및 무기질 8.7
프로바이오틱스 8.5
홍삼 38.8
개별 인정형 19.5

◆ 2018년 건강기능식품 품목별 매출 점유율(%)

의 기원이 무엇이며 개발 경위, 국내외 인정 및 사용 현황, 제조 방법, 원료의 특성, 섭취량 평가, 영양 평가 결과, 인체 적용 시험 결과, 독성 시험 결과 등 평가 근거 자료를 제공해야 합니다. 현재 이런 건강기능 식품 원료는 식품 또는 천연물이 대부분이고, 이를 증명하기 위한 자료를 평가받으면 됩니다.

또한 기능성(유효성) 입증을 위해서는 시험관 실험, 동물 실험을 하고, 인체 적용 시험을 거쳐야 한다고 명시하고 있습니다. 인체 적용 시험이란 인체를 대상으로 하는 기능성 원료의 안전성과 기능성을 증명하려고 진행하는 관찰 시험(Observational study) 또는 중재 연구 (Intervention study)를 뜻합니다. 인체 적용 시험은 국제 임상 시험 관리 기준(Guideline for Good Clinical Practice by International Conference on Harmonization, ICH GCP)을 따라야 하고, 기관윤리심의위원회의 승인을 받아서 진행해야 합니다. 가장 선행 요건은 윤리성입니다. 인체에 적용해야 하기 때문이죠. 인체 적용 시험에서 윤리 부분을 계속 강화하는 추세입니다. 과학성 또한 중요합니다. 식품이 얼마나 과학적이고 타당한 실험으로 만들어진 제품인가를 따집니다.

인체 적용 시험을 설계할 때는 다른 연구와 마찬가지로 계획을 세우고 대상자를 선정합니다. 또한 시험 식품 제조 및 섭취량 설정을 합니다. 인체 적용 시험에서는 수행에 여러 가지 어려움이 따릅니다. 대상자 모집이 점점 어려워지고 있고요, 이들에게 연구 설명 및 동의 확보를 하는 것도 중요합니다. 스크리닝, 중재 기록, 모니터링 등 여타 임상 시험과 똑같이 진행하고, 자료 관리 및 통계 분석 후 보고서를 작성합니다.

건강기능식품 인체 적용 시험은 대부분 성인을 대상으로 3~6개월 정도 섭취하도록 진행됩니다. 다만 식품이기 때문에 환자는 포함되면 안 됩니다. 환자는 건강식품을 먹기보다 의학적 치료가 필요하기 때문입니다. 환자와 일반인의 경계성에 있는 사람이나 노인도 대상이 될 수는 있는데요, 이럴 때는 좀 더 까다로운 과정을 거칩니다.

이런 제품이나 식품들은 효과적인 부분이 중요하겠지만 안전성 또한 매우 중요합니다. 식품이기 때문에 약물처럼 이상 반응이나 부작용은 크지 않지만, 앞으로 건강기능식품으로 출시될 것을 예상하며 작은 부작용이라도 꼼꼼하게 살핍니다.

정보 기술, 바이오 기술,
빅데이터를 이용한 헬스케어

그럼 미래는 어떻게 될까요? 개인 유전자에 적합한 음식과 영양제를 섭취하는 '맞춤 영양의 시대'가 올 거라고 예측하기도 합니다. 하지만 유전자는 다른 요소에도 영향을 받을 수 있기 때문에 종합적으로 봐야 합니다.

식품 회사에서도 맞춤형 헬스케어를 하는 추세입니다. 예를 들면, 40~50대는 근육에 관심이 많습니다. 노인이 되어 근육이 줄어든다, 즉 곧 다가올 미래에 대한 두려움으로 식품을 선택하는 거겠죠.

비타민 회사에서도 빅데이터를 활용하겠다고 합니다. 이를테면 맞춤형 영양제 추천으로 질병을 예방하고, 위장 장애를 개선한 비타민을 만들겠다고 하는 거죠. 즉 정밀의학으로 빅데이터 맞춤 영양 관리를 할 수 있습니다. 하지만 빅데이터를 만들려면 한국인의 유전자도 알아야 하고, 개인의 마이크로바이옴도 측정을 해야 해서 아직 갈 길은 멉니다. 다만 질병에 걸리기 전에 예방 차원에서 활용하겠다는 소비자들이 많아 관심은 지속될 것으로 생각합니다.

식생활은 유전 정보, 환경, 질환 상태 등 다양한 요소에 영향을 받는 복잡한 개념입니다. 이를 종합해 개인에 맞는 영양 관리가 필요합니다. 미래에 영양학은 개인 맞춤형과 정밀 영양의 방향으로 갈 것입니다. 조금 더 고도화될수록 우리가 식품이나 영양제를 선택하는 데 많은 정보를 줄 수 있을 것이고요. 다만 그 정보가 올바른 정보였으면 합니다. 식품에 대한 정보가 넘쳐나는 세상에 올바르게 판단해 줄 수 있을 만한 기준이 아직까지 없는 것 같아요. 그런 부분을 보완해 나간다면 나에게 꼭 맞는 영양 성분을 섭취함은 물론, 맛있고 건강한 식사를 즐길 수 있을 것입니다.

Q 영양학자 입장에서 보는 좋은 음식이란?

A 아주 좋은 음식도, 아주 나쁜 음식도 없다고 생각합니다. 특정 음식이 좋은지 나쁜지는 딱 잘라서 말할 수 있는 게 아니거든요. 균형 잡힌 식단, 가공이 덜 된 걸 건강한 상태로 섭취하는 것이 좋습니다. 즐거운 분위기에서 먹는 것도 중요하고요. 이런 것들이 중요하지, 특정 음식과 영양소가 절대적으로 좋다고 말할 수는 없습니다. 그렇게 따지면 햄버거가 나쁜가요? 반드시 나쁘다고만 할 수 없지요.

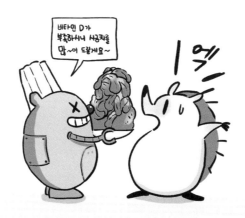

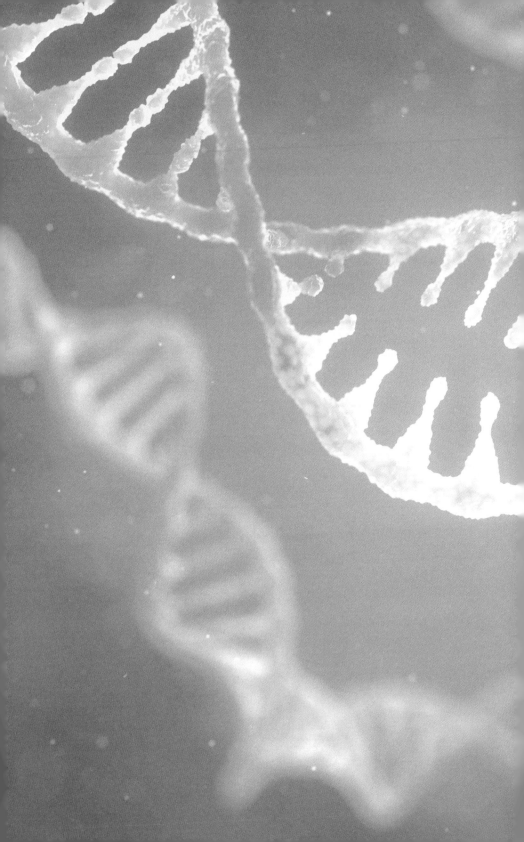

2장

30년 후 의료,
어떤 모습일까?

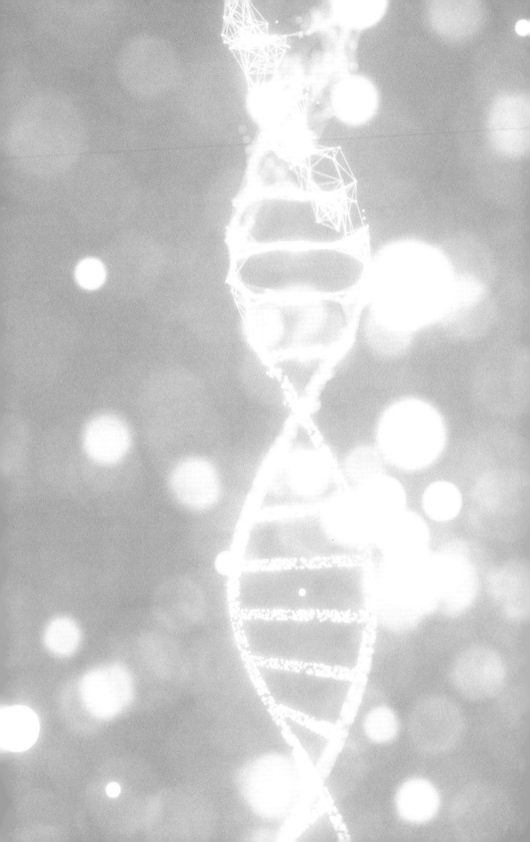

유전자 검사의 미래

윤경식 교수, 경희대학교 의과대학 생화학분자생물학교실

모든 과학자는 유전자 검사가 앞으로 더욱 활발해질 거라고 확신하고 있습니다. 저는 1999년, 즉 2000년 밀레니엄을 바라보기 전부터 유전자 검사에 관련된 일을 시작했고, 그 후로도 계속 관심을 가져왔는데, 이 경험을 바탕으로 유전자 검사의 미래를 살펴보겠습니다.

요즘 드라마에는 머리카락과 칫솔을 연구소에 맡겨서 유전자 검사를 진행하는 장면이 흔히 나옵니다. 범인의 정체를 밝혀내거나 혈연관계를 확인하는 장면 등에서 자주 등장하죠. 유전자 검사가 그만큼 우리 일상으로 가깝게 다가온 것입니다. 그러면 실제로는 어떨까요?

미국 캘리포니아에 있는 생명공학 회사 23andMe(https://www.23andme.com)는 가장 성공적인 유전자 검사 기관 중 하나이며, 많은 사람들이 유전자 검사를 맡기는 대표적인 곳입니다. 흥미로 내 가족은 누구인가, 나는 어떤 혈통인가 알고 싶어서도 의뢰하고, 질병에 대한 유전성이 의심되는 경우 인터넷으로 결과를 받아보는 사례도 늘어나고 있습니다. 최근 어떤 유튜브 채널에서는 우리나라 사람과 유럽 사람 커플이 유전자 검사 시행 후 받은 결과를 두고 놀라운 이야기를 나누었습니다. 유럽 사람은 자기 부모님이 순수한 독일 지역 출신인 줄만 알았는데, 검사 결과에는 스칸디나비아와 바이킹 혈통까지 나오더랍니다. 안타깝게도 한국인의 혈통을 분석한 결과는 없었습니다. 한국인은 일본인, 중국인, 동남아인 혈통이 섞여 있는 인종으로 표시될 뿐이더라고요. 그래도 어쨌든 우리는 유튜브에서까지 쉽게 접할 수 있을 정도로 유전자 검사가 보편화한 사회에 살고 있습니다. 그러면 유전자 검사로 어떤 것을 알 수 있을까요?

유전자 검사로 우리는 혈통을 알 수 있습니다. 인류는 어디에서 출발했을까요? 우리 유전자 중 미토콘드리아는 엄마로부터 물려받는데, 이 엄마 미토콘드리아 유전자의 변이 정도를 계속 추적하다 보면 그 결과가 나옵니다. 아마도 사하라 사막 이남에 인류 최초의 여성이 있었고, 그 여성이 아이를 낳고, 대를 이어 가면서 인류가 퍼졌을 겁니다. 그 인류가 어떻게 대륙을 이동했는지 유전자 검사로 파악할 수 있습니다.

유전자 검사는 혈통을 알기 위한 정보로만 쓰이지 않습니다. 의학계에서는 질병 진단과 약물 사용을 위한 판단 자료로 유전자 검사를 널리 활용하고 있죠.

유전자 검사로 친자 감별도 하고 있습니다. 드라마에서만 나오는 것이 아니라 한때 독일에서는 실제로 친자 감별 유전자 검사가 굉장히 유행했습니다. 그런데 이 검사가 엄청난 파장을 일으킵니다. 친자 감별을 의뢰한 사람 중 20%가 자기 자식이 아니라는 결과를 받게 됐죠. 그래서 독일에서는 본인 동의가 없는 유전자 검사를 법으로 금지했습니다. 이렇게 유전자 검사는 사회적 문제를 유발하기도 합니다.

물론 최근 화성 연쇄살인범을 찾아낸 것처럼 범죄를 해결하는 순기능도 있습니다.

유전자 검사란
무엇인가

유전자 검사(Genetic testing)는 개인을 식별하는 목적으로 하거나, 또는 특정 질병이나 상태에 대한 원인을 확인하는 것입니다. 유전자 자체를 검사하는 것도 있고요, 염색체를 검사하는 것도 있습니다. 과거에는 염색체 검사를 통해서만 유전 질환을 검사했습니다. 과학이 발달하면서 염색체를 분석해 염색체 이상이 구체적으로 어떤 질병을 만드는지 알게 됩니다. 예를 들어 21번 염색체가 하나 더 있는 21트리조미(Trisomy 21)가 있습니다. 우리가 흔히 다운증후군이라고 알고 있는 질병입니다. 유전자 검사가 지금보다 더 발달하면 '21번 염색체 하나가 더 있어서가 아니라 다른 어떤 유전자가 있어서 다운증후군이 생긴다'라고 밝혀질 날이 올 수도 있겠지요. 또 유전자는 단백질을 만들어 내는데, 그 단백질이 얼마나 증가 또는 감소했나를 분석해 신생아의 대사 이상 검사도 진행하고 있습니다.

유전자 검사의 역사는 1959년으로 거슬러 올라갑니다. 1963년에는 신생아에 대한 대사 이상 검사가 보편화됐고요. 장기를 이식할 때 하는 조직 적합성 항원(Human Leukocyte Antigen, HLA) 검사[공여자와 환자 사이에 조직 적합성이 적합한가 검사하는 것]는 1973년에 시작했습니다. 1978년에는 첫 번째 DNA 검사가 이루어졌습니다. 지금부터 약 40년 전이니까 당시 검사는 생각보다 정확하지 않았을 겁니다. 이후에는 제한 효소 길이 다형성법, 중합 효소 연쇄 반응(PCR Polymerase Chain Reaction)[DNA 중합효소를 이용해 DNA 양을 증폭시키는 기술] 같은 분석 방법을 계속 이용해 오다가 2000년 이후 인간 유전체 계획(Human Genome Project)[인간이 가진 게놈의 모든 염기 서열을 해석하는 프로젝트]으로 유전자에 대한 정보, 분석 기술이 급격히 발달하면서 유전자 검사에 큰 진전을 이뤘습니다.

임상에서 유전자 검사를 할 때 고려해야 할 사항은 다음과 같습니다. 기본적으로 병에 걸린 환자에 대한 검사라는 것입니다. 그리고 환자에 대한 유전자 검사는 본인에게 도움이 되는 부분도 있지만, 가족과 친척에게도 유용한 정보가 됩니다. 또한 보인자(保因者)[돌연변이 등 유전병의 유전 인자는 갖고 있으나, 겉으로는 드러나지 않는 사람이나 생물]를 진단하는 데에도 이용합니다. 유전학 강의를 하다 보면 정말 놀라운 걸 발견할 수 있습니다. 1만 명당 1명이 발생하는 유전 질환이라고 하면 아주 드문 병인데, 실제로 보인자는 50명당 1명으로 매우 높은 빈도로 발생합니다. 다시 말해 1/10,000의 확률로 발생하는 유전 질환이 100개쯤 있다고 가정하면, 그 여러 가지 유전 질환 중 내가 보인자일

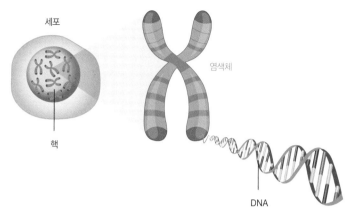

세포

염색체

핵

DNA

◆ 세포의 구성

확률이 어느 유전 질환에서든 있다는 거죠. 그래서 결혼 상대자끼리 유전자 프로파일 검사 결과를 놓고 보면 자녀에게 어떤 유전 질환이 생길지 예상할 수 있습니다.

세포 안에는 핵이 있고, 핵 안에 염색체가 있습니다. 염색체는 DNA로 구성돼 있는데, 이 안에 유전자가 있는 거죠. 이 유전자들이 단백질을 만들어 내고, 유전자에 돌연변이가 생기면 단백질 생성 이상을

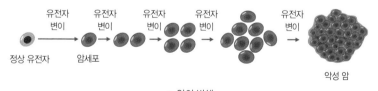

정상 유전자　유전자 변이　암세포　유전자 변이　유전자 변이　유전자 변이　유전자 변이　악성 암

◆ 암의 발생

유전자에 돌연변이가 많아졌을 때 암으로 진행됩니다.

초래해 어떤 질병이 만들어지는 겁니다. 흔히 암을 떠올릴 텐데요. 암의 경우, 유전자 돌연변이가 한 개만 있는 게 아니라 첫 번째 돌연변이가 나오고 두 번째, 세 번째, 네 번째 돌연변이, 이렇게 계속적인 돌연변이가 만들어지면서 돌연변이 정도가 암세포를 만들 정도로 많아졌을 때 악성 암으로 진행하는 겁니다. 그러면 어떻게 병이 유전될까요? 할머니에게 병이 생겨 질병 유전자를 자녀한테 물려줬고, 그 아들이 다시 손자들 대까지 물려줍니다. 이런 병이 유전병이 되기 때문에 어떤 질환에서 원인이 되는 유전자를 찾으면 그 유전자를 통해서 어떤 병이 생기는지 예측할 수 있습니다.

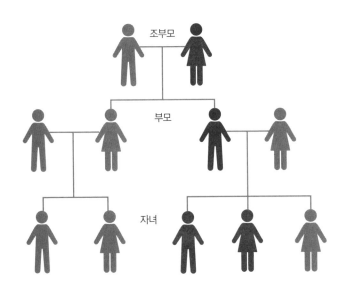

◆ 병의 유전

할머니에게 병이 생겨 손자까지 유전되는 경우를 보여 줍니다.

23andMe라는 회사는 99달러에 우리 질병을 분석해 준다고 광고합니다. 우리나라 돈으로 환산하면 10만 원 정도인데, 고작 10만 원으로 어떤 병에 걸릴지 예측해 준다? 사실 놀라운 일이에요. 왜냐하면 DNA 재료비만 해도 10만 원이 넘을지 몰라요. 그런데 이 회사가 10만 원에 유전자 검사를 소비자에게 진행해 주는 이유는 따로 있습니다. 23andMe는 2018년 글락소스미스클라인(GlaxoSmithKline, GSK)이라는 세계적인 제약 회사로부터 3천억 원의 투자를 받습니다. 투자 조건은 23andMe의 데이터베이스를 활용하는 것이었습니다. GSK가 투자하자 23andMe의 기업 가치는 2조 원에서 3조 원으로 급상승했습니다. GSK는 왜 이런 투자를 했을까요? 그 이유는 바로 23andMe가 전 세계 모든 인종의 유전자 정보 데이터베이스를 갖고 있기 때문

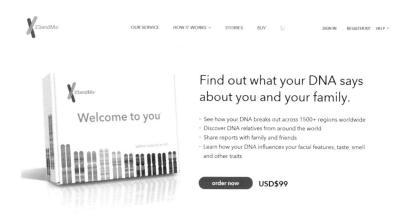

◆ 23andMe 웹페이지

이죠. GSK는 그 데이터베이스를 바탕으로 유전자 맞춤형 신약을 만듭니다. 따라서 우리는 매우 저렴한 가격에 유전자 검사를 할 수 있는 겁니다.

유방암 유전자 검사에 특화된 미리어드(Myriad)라는 회사가 있습니다. 이 회사의 가치도 점점 커지고 있습니다. 미리어드의 분석 도구에 의하면 유방암에 연관된 유전자인 BRCA(BReast CAncer) 1, 2에 돌연변이가 있으면 50세까지 발병할 확률이 51%, 70살까지 발병할 확률은 87%나 됩니다. 세계적으로 유명한 배우 앤젤리나 졸리를 예로 들어 볼까요? 엄마와 이모가 유방암이었기에 본인도 유전자 검사를 합니다. 검사 결과 엄마, 이모와 같은 돌연변이를 발견합니다. 앤젤리나 졸리는 87%의 확률로 유방암이 생길 것 같다는 진단을 듣고, 예방적

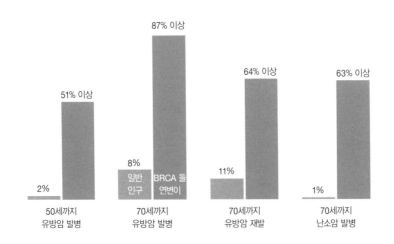

◆ 미리어드의 상관관계 분석에 따른 유방암 발병 확률(%)

유방 적출술을 받았습니다.

미리어드는 세기의 소송으로도 화제에 올랐습니다. BRCA를 유방암 진단에 활용하는 것은 자기 회사의 배타적 권리라며 전 세계에 특허권을 냈어요. 우리나라에도 특허를 냈는데 2009년 한 시민 단체가 문제를 제기해서 결국 특허를 받지 못했습니다. 다른 나라에서도 특허 소송을 진행하다가 우리나라와 같은 결론이 났습니다. 미리어드는 BRCA 유전자에 돌연변이가 나타난 한두 군데의 DNA 염기 서열만 분석했는데요. 요즘은 전장 유전체 분석(Whole genome sequencing)이라고, 사람의 유전체 30억 개를 전체 다 읽는 기술이 나왔습니다. 검사에 드는 실제 비용은 50만 원 정도라고 합니다. 아마 10년 후에는 10만 원보다 적은 가격의 검사비로도 가능할 것 같습니다.

한국의 유전자 검사

저는 1999년 마이디엔에이(MyDNA)라는 벤처 회사 연구소장을 맡았습니다. 이 회사는 유전자의 분자생물학적 검사를 하는 곳이었습니다. 당시 제약 회사들을 찾아다니며 BRCA 유전자 검사가 앞으로 꾸준히 발전할 테니 투자하라고 권유했지만 잘 안 하더라고요. 아마 기술적인 이해가 부족해서 그랬을 겁니다. 당시 마이디엔에이는 우리나라 사람 1천 명의 BRCA 1, 2 분석을 마친 상태였습니다. 분석 결과 한국인과 미국인의 돌연변이는 다르다는 걸 밝혔습니다.

당시에는 염기 서열 분석(Sequencing) 기술이 매우 어려웠어요. 인간 유전자는 엑손(exon)과 인트론(intron)으로 돼 있습니다. 그런데 엑손이 한 개나 두 개라면 분석이 쉬울 텐데, BRCA 1과 2는 엑손이 50개가 넘는 대단히 큰 유전자입니다. 게다가 인트론을 빼고 엑손만 연구하기도 어렵습니다. 전체 유전체 DNA에서 각각 엑손을 다 분석하니까 거의 100번 정도의 반응을 해서 각각 염기 서열을 분석해야 합니다. 2000년 초반만 해도 그런 식의 분석을 하면 비용이 몇백만 원 정도 들었습니다. 한 환자당 몇백만 원씩 들여 검사할 수 없어서 당시 새로운 기술인 CSGE(Conformation Sensitive Gel Electrophoresis)를 활용해 스크린을 한 다음 분석했습니다. 그 결과 돌연변이가 발견되면 환자들한테 통보했죠.

당시에 만든 미리어드의 상관관계 분석표는 최근 결과와 비교해도 큰 차이가 없습니다. 유방암 환자와 BRCA 1, 2 유전자 돌연변이 상관관계 분석표를 보겠습니다. 가족이나 친척 중에 2명 이상이 폐경기 전에 유방암 또는 난소암을 경험하거나 본인이 폐경기 전에 유방암이나 난소암에 걸렸으며 폐경기 전 유방암이나 난소암에 걸린 가족이나 친척이 있는 경우, 유전적 소인을 의심해야 합니다. 유방암이 유전인 경우에는 한쪽이 아니라 양쪽 유방에 질병이 나타나는 경우가 많아요. 본인이 BRCA 1, 2유전자에 돌연변이가 관찰되고 가족 중 유방암이 있는 경우라면 평생 유방암을 앓게 될 확률이 89%인거죠. 즉 BRCA 1, 2 돌연변이가 확실하고, 그 자리가 아주 심각한 돌연변이인 걸 알면 당신에게 언젠가 유방암 돌연변이가 발생한다는 겁니다.

당신이 생각조차 못 해 본 30년 후 의학 이야기

친척 중 유방암 환자가 있는가	친척 중 난소암 환자가 있는가	본인이 유방암 또는 난소암 환자인가	본인이 유방암 환자인가 (40세 이하)	BRCA 1 돌연변이가 존재할 확률(%)	BRCA 2 돌연변이가 존재할 확률(%)	BRCA 1 또는 BRCA 2에 돌연변이가 존재할 확률(%)
○				10.1	14.5	25
○			○	28.2	11.6	40
○		○		41.5	9.5	51
○		○	○	71.7	4.7	76
	○			22.9	12.5	35
	○		○	22.9	12.5	35
	○	○		65.0	5.7	71
	○	○	○	65.0	5.7	71
○	○			22.9	12.5	35
○	○		○	50.9	7.9	59
○	○	○		65.0	5.7	71
○	○	○	○	86.7	2.2	89

◆ 유방암 환자와 BRCA 1, 2 유전자 돌연변이 상관관계 분석표

당시에는 어떤 기전으로 유방암이 발생하는지, BRCA 1, 2 단백질에 이상이 오면 왜 유방암이 생기는 건지 정확히 몰랐는데요. 지금은 재조합 복구 기전(recombinant repair mechanism)으로 설명할 수 있습니다. 즉 내 몸에 돌연변이가 생겼을 때 막아 주는 기전에 문제가 생기니까 암이 많이 만들어진다고 해석합니다. 검사할 때 가족이나 친척 중 두 명 이상이 폐경 이전에 유방암이나 난소암에 걸렸을 때는 유방암, 난소암의 유전적 경향을 보이는 것으로 생각됩니다. 때문에 만약

본인이 유방암, 또는 난소암 판정을 받고, 유전자 분석 결과 돌연변이가 있다면 유전적 경향이 확실한 것으로 생각할 수 있습니다. 유방암과 난소암은 둘 다 에스트로젠(estrogen)이라는 호르몬의 영향을 받아서 생기는 암이기 때문에 거의 유사한 암으로 판단합니다. 가족이나 친척 중 BRCA 1, 2 돌연변이가 있다는 정보를 알면 검사를 하는 게 좋아요.

검사를 진행하면서 어려운 점은 다른 데 있었습니다. 양성 반응은 그동안 보고됐던 돌연변이와 동일하게 나온 경우로, 유방암 발병 관련성이 높으므로 확실합니다. 그러면 양성 반응이라고 표시를 했어요. 그런데 음성 반응은 애매합니다. 음성이 나오면 유방암이 안 생기느냐? 그게 아니거든요. 모든 유전자 검사에 100% 확률은 없는 거죠. 다 아시겠지만, 다운증후군이 의심돼서 산모들이 산전 진단을 받잖아요. 어떤 경우에는 다운증후군이라고 이야기했는데 정상이 나올 수도 있고, 반대 경우도 있습니다. 의사들은 모든 이야기를 녹음해 놓고 이건 99.9%지 100%는 아니에요, 이런 식으로 설명하는 일들도 있는데

➕ BRCA 1 및 BRCA 2 분자 유전 검사의 세 가지 분석 결과⋯⋯⋯⋯⋯⋯⋯⋯⋯⋯⋯⋯⋯⋯⋯

양성 반응(Positive Result) BRCA 1, BRCA 2 유전자에 질병을 유발하는 돌연변이 및 BRCA 유전자의 암 억제 기능을 손상시키는 돌연변이가 존재

음성 반응(Negative Result) BRCA 1, BRCA 2 유전자에 질병을 유발하는 돌연변이가 검출되지 않았다. 그러나 몇몇 돌연변이는 검출되지 않을 수 있으며, 음성 반응이라 할지라도 BRCA가 아닌 다른 유전자의 이상으로 특정인의 유전성 유방암 및 난소암 발병 위험성은 매우 높은 경우가 존재

다형성(Polymorphism) 유전자의 산물인 단백질의 기능에 미치는 영향이 확실히 알려져 있지 않아 발병 위험성과의 관계가 불확실한 유전자상의 변이

요. BRCA 1, 2 유전자가 유방암을 100% 진단하는 유전자는 아닙니다. 암 발생에는 유전자 말고도 다른 요인이 많기 때문에 그런 차이가 발생하는 겁니다.

가장 애매한 게 다형성입니다. 다형성(Polymorphism)은 100명 중 3~4명이 갖고 있는 유전자 염기 서열의 형태로, 질병과 연관된 돌연변이라고 보기 어려운 단순히 염기 서열에 차이가 나는 걸 말합니다.

2001년에 연구 결과를 정리한 표에서 엑손별로 어디에 돌연변이가 많았는지 볼 수 있습니다. 고위험인 검정색은 한 명씩이고, 엑손 11-7번을 보면 G가 T로 바뀐 돌연변이입니다. 이런 경우는 3명 정도가 있었고요. 빨간색은 중간 위험으로, 16번 엑손에서 T가 C로 바뀐 걸 볼 수 있습니다. 이런 환자들은 4명 정도 관찰됐습니다. 한국인에게 관찰되는 이런 유전자 자리들을 저희가 특허를 냈습니다. 특허를 낼 때

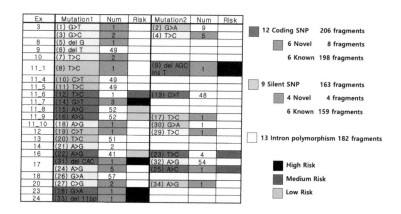

Ex	Mutation1	Num	Risk	Mutation2	Num	Risk
3	(1) G>T	1		(2) G>A	9	
	(3) G>C	2		(4) T>C	5	
8	(5) del G	1				
9	(6) del T	49				
10	(7) T>C	2				
11_1	(8) T>C	1		(9) del AGC ins T	1	
11_4	(10) C>T	49				
11_5	(11) T>C	49				
11_6	(12) T>C	1		(13) C>T	48	
11_7	(14) G>T	3				
11_8	(15) A>G	52				
11_9	(16) A>G	52		(17) T>C	1	
11_10	(18) A>G	1		(30) G>A	1	
12	(19) C>T	1		(29) T>C	1	
13	(20) T>C	51				
14	(21) A>G	2				
16	(22) A>G	41		(23) T>C	4	
17	(31) del CAC	1		(32) A>G	54	
	(24) A>G	5		(25) A>C	1	
18	(26) G>A	57				
20	(27) C>G	2		(34) A>G	1	
23	(28) G>A	1				
24	(33) del 11bp	1				

12 Coding SNP   206 fragments
  6 Novel   8 fragments
  6 Known 198 fragments

9 Silent SNP   163 fragments
  4 Novel   4 fragments
  6 Known 159 fragments

13 Intron polymorphism 182 fragments

High Risk
Medium Risk
Low Risk

◆ 한국인에게 발생하는 BRCA 1 돌연변이와 SNP

아주 순수한 목적이었고요. 그래서 미리어드가 우리나라에 유방암 유전자 검사로 특허 소송을 걸었을 때 방어 논리로도 사용될 수 있었습니다.

결론적으로 2003년 당시에는 98%의 감도(sensitivity)로 검사했다면, 지금은 99.9%로 더 나은 검사 방법을 통해 유방암과 연관된 돌연변이 분석을 해내고 있습니다. 유전 질환이나 암의 유전성이 의심된다면 유전자 검사를 받는 것은 예방을 위해서 필요할 것으로 생각됩니다.

2003년 인간 게놈 프로젝트는 중대한 발표를 합니다. 인간 게놈의 99%가 99.99%의 정확도로 염기 서열을 분석했다는 건데요. 1953년은 제임스 왓슨(James Watson)과 프랜시스 크릭(Francis Crick)이 DNA는 이중나선 구조라고 밝혀낸 공로로 노벨상을 받은 해입니다. 그로부터 50년이 되는 해가 2003년입니다. 아직 인간 유전체 계획이 완벽하게 완성이 안 됐는데, 50주년을 기념해 그냥 발표해 버린 것으로 생각됩니다. 완벽한 완성은 2008년경이 돼서야 이뤄집니다.

유전자 검사의
상업적 가치와 미래

2000년에는 대단히 획기적인 신약이 개발됐습니다. 글리벡(Gleevec)이 그것입니다. 글리벡은 항암제를 연구하는 이들에게는 정말 완벽하게 패러다임이 바뀐 약입니다. 기존 항암제는 머리카락이 빠지거나 구토하고 마스크를 쓴 채로 힘없이 휠체

어에 앉아 있게 하는 부작용이 있었습니다. 그 이유는 기존 항암제가 정상 세포도 죽였기 때문입니다. 독성이 강한 항암제는 머리카락이나 구강 점막 세포, 소화기 상피 세포, 면역 세포까지 죽였습니다. 또 혈액을 만들어 내는 조혈 세포도 죽어서 문제가 커졌던 거죠. 그런데 글리벡이 나오면서 그런 부작용들이 사라집니다.

1960년에 만성 골수성 백혈병이라는 질환에서 필라델피아 염색체 (Philadelphia chromosome)를 발견합니다. 이것은 9번 염색체와 22번 염색체가 서로 섞인 것으로, 원래는 조금만 발현해야 하는 유전자가 갑자기 많이 발현한 겁니다. 그런데 이렇게 과다 발현한 유전자에 암을 만들 수 있는 유전자 기능이 있었습니다. 발암 유전자죠. 때문에 그 유전자가 원래는 조금만 발현하는 곳에 있었는데, 9번이랑 섞이면서 많이 발현하는 현상이 일어났습니다. 즉 이 유전자가 많아져서 암이 발생한 겁니다. 세포에게 계속 주어지던 증식하라는 신호를 정확히

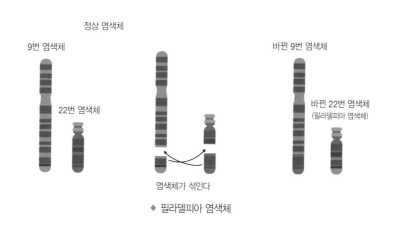

◆ 필라델피아 염색체

없앨 수 있게 만든 약이 바로 글리벡입니다. 글리벡이 새로운 맞춤 치료제로 등장했고, 이런 약들에 대해 노바티스 같은 대형 제약 회사들이 엄청나게 투자했습니다. 실제로 돈도 많이 벌었고, 그 이후로도 계속 늘어났고요. 하지만 문제는 계속 생겼습니다. 이런 맞춤형 항암제에 내성이 생긴다는 겁니다.

2000년 초반에 포스트 게놈 시대가 오면서 유전자 이용 진단과 치료 기술이 급부상했습니다. 지금도 유전자를 이용한 진단, 치료 기술이 더 늘어나면서 점차 보편화되고 있습니다. 그렇다면 유전자 검사의 상업적 가치는 어느 정도나 될까요? 유전자 검사를 잘 알면, 유전자를 잘 이용하면 돈벌이가 가능할까요? 이와 같은 질문에는 다시 여러 의문이 생깁니다. 유전자의 상업적 이용은 과연 윤리적으로 문제가 없을까요? 인간 유전자 특허의 가치는 얼마나 될까요?

이런 질문에 대해 일부나마 대답이 될 만한 것은, 미리어드가 특허 소송에서 져서 특허의 가치를 따로 인정하지 않았다는 점입니다. 그럼에도 유전자를 활용한 산업은 이미 시작돼 굉장한 속도로 증가하고 있습니다. 글리벡은 과연 얼마나 팔렸을까요? 이걸 발명한 사람은 돈을 많이 벌었습니다. 실제로 유전자 기술 관련 일화를 소개해 보겠습니다. 유전자 증폭 기술(Polymerase Chain Reaction, PCR)을 발명해 노벨 화학상을 받은 캐리 뮬리스(Kary Mullis)는 이 특허 기술을 약 3억 달러에 스위스 로슈(Roche)사에 넘겼습니다.

미리어드는 2008년에 매출이 2천억 정도였습니다. 이것은 2007년 대비 50% 성장한 것이고, 2004년에 대비해서는 5배 성장한 겁니다.

그리고 10년 지난 2018년에는 1조 5천억에서 6천억에 달합니다. 10년 사이에 거의 7배, 8배 정도 성장한 셈이죠. 그런데 이제는 미리어드뿐만 아니라 매우 많은 유전자 검사 회사들이 등장해서 그 파이를 나눠 갖고 있는데도 미리어드는 계속 돈을 많이 벌고 있는 거죠.

1997년에 나온 영화 〈가타카〉(GATTACA, 1997)는 영화 제목 자체가 DNA 염기 서열인 G, A, T, C로 돼 있어요. 영화 속 미래에서는 모든 사람이 유전자 검사를 받고 태어납니다. 갖고 있는 유전자에 따라 미래가 정해져 있습니다. 이를테면 정신병에 걸릴 확률이 높은 유전자를 가진 사람은 우주 조종사가 될 수 없습니다. 혹시라도 우주선을 조종하다가 문제가 생기면 안 되잖아요. 그래서 미리 검사를 하고 직업을 제한하는 거죠. 이 세계에서는 남녀가 섹스를 통해서 아이를 낳는 것이 불법이며, 모두 시험관 임신을 합니다. 그리고 유전자를 분석

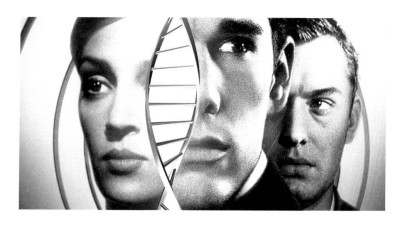

◆ 모든 인간이 유전자 검사를 받고 태어나는 미래를 그린 영화 〈가타카〉

해서 적합한 수정란만 아이로 태어날 수 있습니다. 그런데 시험관 임신은 지금도 가능한 기술입니다. 시험관 임신이 많아지고, 세포를 한두 개만 떼어 내 수정란을 분석해서 돌연변이 유무를 확인하는 것이 가능합니다. 영화에서 바라보던 미래가 지금 오고 있는 게 아닌가 생각이 듭니다.

정밀의료의 시대

개인별 유전적, 생활 습관, 기존 질병을 앓았던 특성을 고려한 정밀의료를 우리나라도 준비하고 있습니다. 그런데 아이러니하게도 정밀의료를 해 나가는 데 있어 약간의 문제가 있습니다. 한국 건강 보험에는 질병에 관련된 모든 정보가 모여 있기 때문에 정밀의료를 잘할 수도 있지만, 개인 정보 보호나 지나친 상업화 영역에 대한 경계가 발전에 있어 고민되는 부분이기도 합니다. 건강 보험은 일종의 사회 보험 성격으로 정부가 보장해 주고 있습니다. 때문에 건강과 관련된 사업의 확장으로 건강 보험의 비용이 증대되는 걸 원하지 않는 구조인 것입니다. 그런 괴리가 지금 바이오 헬스 산업에서도 생기고 있는 것 같습니다. 정밀의료를 받아들이는 게 맞을까요? 또한 중국의 정밀의료 수준이 어느 정도인지, 중국에 유전적으로 종속되는 시대가 오는 것은 아닌지 불안하기도 합니다.

보건복지부에서 도입하려는 정밀의료는 각 개인별 맞춤형 의료입니다. 의사가 경험으로, 책으로 얻은 정보로 치료하던 시대에서 이제

당신이 생각조차 못 해 본 30년 후 의학 이야기

는 개별적으로 치료하자는 겁니다. 술을 못 마시는 30대 환자가 폐렴에 걸렸을 때 치료하는 방식과 술과 담배를 많이 하는 70대 할아버지가 폐렴에 심하게 걸렸을 때 치료하는 방식을 나눠 보자는 거죠. 치료 방식을 나눌 때 개인을 분석하는 도구들이 필요합니다. 유전체, 진료 기록, 생활 습관을 모두 보고, 혈액이나 소변, 머리카락, 땀, 대변 등까지 전부 분석해서 어떤 병이 생길지에 대한 완벽한 지도를 만들어 치료해 보자는 콘셉트입니다.

환자, 기업, 병원, 건강인, 정부가 다같이 정밀의료를 하려면, 그 자료를 공유할 수 있어야겠죠? 이런 걸 통해서 인공지능 의사를 만들고, IoT를 통해서 건강 관리를 점검하고, 임상 시험에서 적합한 약을 만들겠다는 개념이 나왔습니다. 현재 우리나라에서는 유방암, 대장암 폐암 등 세 개 암을 가지고 정밀의료 사업을 진행하고 있습니다. 고려대학교병원에서 진행하는 이 사업에서 항암 치료를 할 때 부작용이 없게 하자, 신약 개발에 활용하게 하자, 질병의 조기 진단 치료 및 예방에 활용하자, 일상생활에서 늘 건강 관리 하는 체계를 만들자는 개념이 나왔습니다.

우리나라는 현재 65세 이상 노인 인구가 급증해서 2026년에는 전체 인구의 40%에 이를 전망입니다. 이미 초고령화 사회에 진입했고, 건강 보험 재정이 위험해지면서 정밀의료의 필요성이 점점 커지고 있습니다. 세금으로 메꾸기 전에 혁신적으로 건강 관리 체계를 바꾸자, 여기서 정밀의료의 필요성이 나온 겁니다.

실제로 의료 사고의 상당 부분은 약 때문에 생깁니다. 우리는 효과가 있을 거라고 생각하지만 약물 반응이 없는 암 치료제가 75%에 달한다는 보고도 있습니다. 그러면 왜 약을 먹을까요? 관절염의 경우도 50%가 약물 반응이 없다고 합니다. 물론 이건 정밀의료 사업의 홍보를 위해서 조금 과장된 부분이 있을 수 있어요. 하지만 실제로도 약효가 없는 사람들이 생각보다 많습니다. 치료 효과가 불확실하다면 왜 불확실한 거냐? 다른 사람은 듣는데 이 사람은 왜 안 듣는 거냐? 그런 걸 찾아내자는 겁니다. 그리고 이 사람에게 맞는 다른 치료법을 개발하자는 이야기가 정밀의료에서 나오는 거죠.

사물 인터넷, 인공지능, 빅데이터, 클라우딩 컴퓨팅, 모바일 기기 등 혁신 기술을 활용해 정밀의료를 계속해서 만들어 낼 겁니다. 혁신적 기반 기술과 의료 기술의 융합으로 의료 질을 향상하고 의료의 패러다임을 바꾸겠다고 정밀의료를 하는 거고요.

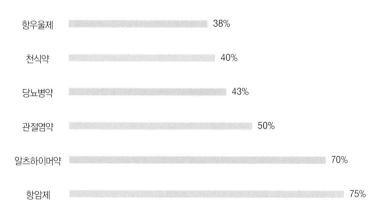

◆ 동일 약제에 대한 약물 반응이 없는 비율(%)

정밀의료 분야는 점점 늘고 있어요. 연 평균 증가율이 12.6%니까 모든 산업이 정체돼 있는 걸 생각하면 성장성이 매우 높은 분야입니다. 우리나라 경제성장률이 2%대인데, 12%씩 성장하는 산업 분야라고 하면 무조건 투자해야 하는 거죠. 이번 정부도, 아마 다음 정부도 바이오 헬스 사업에 투자하는 비율은 점점 높아질 것 같습니다. 그것뿐만이 아니라 구글이나 마이크로소프트, 아마존 등 여러 세계적인 회사들이 바이오 헬스에 관련된 회사에 엄청 투자하고 있어서 계속 증가할 거라는 건 확실하죠.

- **미국** 정밀의료 계획(Precision Medicine Intiative) 2016년 215억 달러 투자
- **영국** 영국인 10만 명 게놈 프로젝트(The 100,000 Genomes Project) 2억 파운드 투자
- **일본** 질병 극복을 위한 게놈 의료 실현화 프로젝트 93억 엔
- **중국** 10년간 90억 달러 투자

제일 처음 정밀의료를 시작해서 진행한 나라는 영국입니다. 영국은 '10만 명 게놈 프로젝트'를 2014년부터 2017년까지 진행했습니다. 이걸 미국이 따라서 진행했고, 중국도 따라가면서 엄청나게 투자를 했습니다. 미국이 50만 명을 이야기할 때 중국은 200만 명의 정보를 모으겠다고 합니다. 그래서 2015년부터 10년간 10조 원을 투자하겠다고 합니다. 영국이나 미국에 비해 훨씬 많이 투자하고 있어요. 프로젝트가 끝나고 그 결과를 해석하는 2030년쯤 되면 중국에 가서 유

전자 분석을 하고 해석을 들어야 할지도 모릅니다. 유전자 분석은 많이 할수록 더 정확한 결과를 얻어낼 수 있기 때문입니다.

전 세계적으로 정밀의료 자원을 공유하고 공동 연구를 추진하자는 움직임도 있습니다. 히로스 미팅(HIROs meeting)이라는 건데요, 전 세계 19개국이 같은 플랫폼을 사용해 보건 의료 분야에서 국제 공조를 이루자는 겁니다.

유전자 검사의 명암

유전자 검사에서는 명암이 확실합니다. 치매 검사를 했는데 치매에 걸릴 확률이 정상인보다 10배 높다는 결과가 나오면 어떻게 해야 할까요? 어떻게 대비해야 할지 고민부터 할 겁니다. 만약 보험에 가입할 때 유전자 검사가 필수가 되면 어떤 일이 생길까요? 보험 회사가 유전자 검사를 한 뒤 이렇게 얘기할 수 있다는 거죠.

"당신은 이런저런 돌연변이를 갖고 있어 ○○ 질병에 걸릴 확률이 높기 때문에 가입할 수 없습니다."

처음 벤처 회사에서 BRCA 1, 2 유전자 검사를 해 어떤 환자에게 유전자 돌연변이가 있다는 걸 찾았어요. 이 환자의 엄마와 이모도 같은 돌연변이를 지녔습니다. 환자에게는 여동생이 두 명 있었는데요, 동생 중 한 명에게도 똑같은 돌연변이가 있었어요. 환자가 "우리 가족은 어떻게 해야 해요?" 묻기에 "보험에 들으세요." 하고 이야기했습니다. 유전자 검사가 보편화하면 사람들은 유전자 검사 결과를 보고 자신에게 맞는 보험에 가입할 수 있습니다. 세계적인 보험 회사들은 이런 점을 엄청나게 신경 쓰고 있어요.

유전자 분석 비용은 점점 저렴해지고 있습니다. 10년 전만 해도 한 명의 유전체를 분석하는 비용이 100만 원도 넘었는데요, 곧 10만 원대로 검사하는 시대가 올 것 같습니다. 유전자 검사 종류도 엄청나게 늘어났고, 앞으로 더 많이 활용되고 더 보편화될 겁니다.

그러면 유전자 검사를 왜 해야 할까요? 검사 결과 내가 치매에 걸린다는 걸 알았습니다. 그러면 나는 아직 걸리지도 않은 병을 미리 걱정하게 될 겁니다. 언제 병에 걸릴지 늘 걱정하면서 지내야 할까요? 대책이 없는 유전자 검사는 하지 말아야 합니다.

유방암처럼 빨리 생기는 암을 검사하는 데 유용합니다. 돌연변이가 굉장히 강력한 암이 발병하는 경우라면 검사를 하는 거죠. 이 경우는 치료가 가능한, 대책이 가능한 질병이기 때문에 검사하는 겁니다. 대장암에는 가족성 대장암, 유전성 대장암이라는 게 있는데요, 실제 대장암의 5~10% 정도가 유전적 가계와 관련 있습니다. 이런 경우라면 할머니, 할아버지가 대장암일 때 자녀에게서 대장암이 많이 발견됩니다. 이런 것들을 분석하는 데 유전자 검사를 활용할 수 있습니다.

미국에서는 2013년에 23andMe의 검사를 막았는데, 2017년에 FDA가 다시 승인했습니다. 유전자 검사가 점점 보편적으로 가고 있는 거죠. 특히 소비자가 직접 의뢰하는 다이렉트 컨슈머(direct-to-cosumer, DTC) 검사가 치료할 수 있거나 대책이 가능한 것들을 검사해

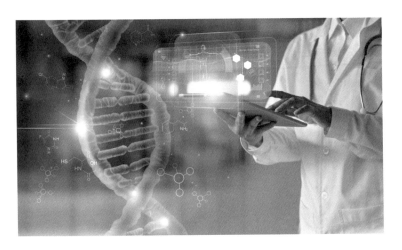

◆ 유전자 검사가 진단, 치료, 질병 예측의 많은 부분을 차지하는 사회가 곧 다가올 겁니다.

야 한다는 개념하에 계속 확장 추세에 있습니다. 즉 유전자 검사는 질병 위험 예측의 옵션이 아니라 필수가 돼 가고 있는 겁니다.

유전자 검사 비용이 싸지니까 오락적 목적으로 쓰이기도 합니다. 나는 어떤 인종이지? 나에게 어떤 피가 흐를까? 나랑 너는 얼마나 관계가 있을까? 단순한 재미로 해 보는 거죠. 유전자 검사의 신뢰도는 100%가 아닌데 무조건 신뢰하는 문제가 늘 남아 있을 수도 있습니다.

최근 23andMe는 대장암 발병과 관련한 MUTYH 유전자의 돌연변이 검사를 승인받았습니다. 대장암 위험이 높아지는 이 돌연변이는 북유럽 계통 사람에게 가장 흔합니다. 그러면 대장암을 걱정하는 우리나라 사람이 보편적으로 이 검사를 받는 것이 과연 필요할까요?

2019년 〈네이처 메디슨(Nature Medicine)〉에 수록된 논문도 이런 문제를 지적하고 있습니다. 유전자 검사와 관련된 여러 가지가 점점 사회 문제가 되고 있는 거죠. 유전자 검사 결과를 이용해 보험 회사가 보험 가입을 막는다면 어떡할까요? 이런 주제로 전 세계를 분석해 봤더니 크게 세 개 그룹으로 나눌 수 있었습니다.

- **프랑스, 캐나다** 유전자 검사는 의학적, 과학적으로만 사용
- **스위스, 영국, 호주** 어느 정도 보험과 연관되나 보험 결정용으로 사용 불가
- **미국** 검사 결과가 보험과 연관될 가능성이 존재하며, 보험 회사의 거절 가능

프랑스와 캐나다에서는 유전자 검사 결과를 보험에 활용하는 것이 절대 불가능합니다. 스위스, 영국, 호주에서는 보험 결정용으로 사용할 수 없지만, 의학적, 과학적 목적 이외에도 할 수는 있습니다. 아주 비싼 보험에 가입하는 경우라면 고민해 볼 수 있을 정도까지는 왔고요. 미국은 주마다 개별 보험 체제로 구성돼 있기 때문에 보험 회사가 악용할 가능성이 굉장히 높아지고 있습니다. 미국이 주도하는 정밀의료 계획에서 미국인이 우려했던 게 바로 '정밀의료 연구를 위해 얻어진 결과가 혹시 내 보험에 악영향을 미치면 어떡하지'였습니다. 검사 결과 당신은 유방암, 대장암, 피부암에 걸릴 수 있으므로 보험을 계속 들 수 없습니다. 이렇게 악용될까 봐 걱정하는 일들이 있었습니다.

결국은 '윤리'의 문제입니다. 2050년이 되면 유전자 검사는 훨씬 보편화되고, 거의 모든 질병에서 유전자 검사가 이루어질 겁니다. 질병에 관련된 유전자가 전부 밝혀져서 어느 병에는 어떤 것이 관련 있고, 어떻게 해야 하는지 알 수 있는 상황이 되지 않을까요? 그러면 유전자 검사를 통해 가입 가능한 전 세계적인 차원의 건강 보험이 등장할 수도 있습니다. 그때 보험 회사에서 검사 결과를 악용한다면 과연 법과 제도로 막아질까요? 분명한 것은 진단, 치료, 질병 예측의 많은 부분을 유전자 검사가 감당하는 사회가 도래하리라는 것입니다. 이에 대한 치열한 고민이 필요합니다.

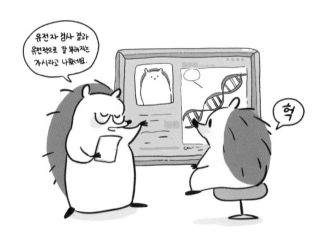

당신이 생각조차 못 해 본 30년 후 의학 이야기

Q 우리나라 병원에서도 유전자 DB를 모으고 있나요?

A 우리나라도 차세대 염기 서열 분석법(Next Generation Sequencing, NGS)으로 유전자 검사를 본격적으로 시작했습니다. 패널 검사라고 하는데요, 지금의 유전자 검사 형태는 회사가 결과들을 세트로 마련해 주는 걸 활용하는 형태라고 보시면 돼요. 유방암에 관련해서 유전자를 10개 검사하는 세트를 제공해 주고, 해석을 회사가 아예 다 제공하는 형태입니다.

Q 유전자 검사 결과는 민감한 개인 정보인데 악용될 수 있지 않을까요?

A 맞습니다. 그런 부분들이 점점 더 심각한 사회 문제가 될 가능성이 크죠. 실제로 미국에서는 내 유전체 분석 결과가 가입하려는 건강 보험에 악영향을 줄까 봐 걱정하는 경우도 매우 많고요. 미국에서는 내가 가입한 보험에 따라 병원에 마음껏 다니기도 하고, 아주 가기 어렵기도 하잖아요. 유전자 검사를 통해서 스크리닝에 활용될 가능성이 있지 않을까 우려하죠. 즉 미국 같은 나라에서는 유전자 정밀의료가 보험 회사에 휘둘리는 문제가 생기지 않을까 고민하고 있습니다. 따라서 유전자 편집 아기같이 악용하는 사람들을 막기 위해서 규제를 잘하고, 사회적 협약 같은 것들을 잘하는 게 필요합니다.

Q 유전자 검사를 활용한 정밀의료 사례를 소개해 주세요.

A 일부 병원의 사례를 들 수 있겠습니다. 만약 폐암에 걸린 20세 여자 환자가 찾아왔다면, 환자의 암 정도를 파악한 뒤 폐암으로 그 병원에 내원한 지난 20~30년 동안의 환자 리스트에서 가장 근접한 사례를 파악한 뒤 예후치를 살펴보고 환자에게 적합한 치료 방법을 컨설팅해 주는 서비스가 시작됐다고 합니다.

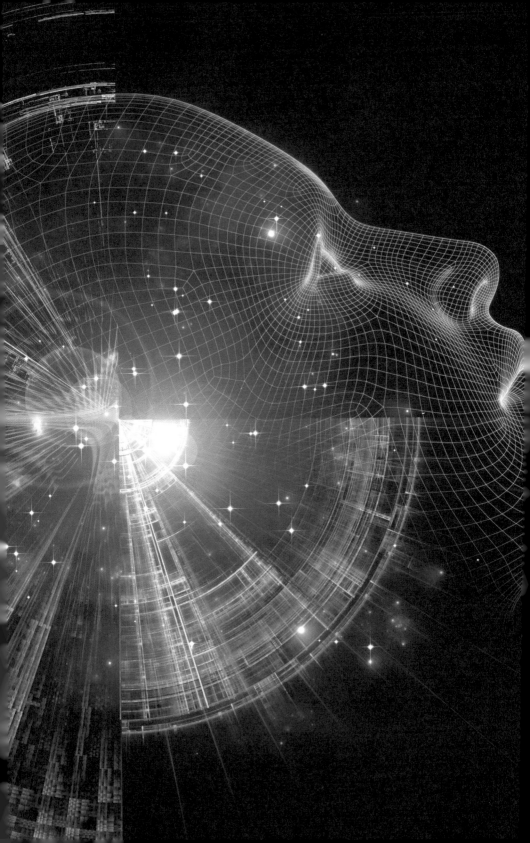

의료와 인공지능

김혁기, 경희의료원 영상의학과

2019년 8월 중국 상하이에서 '세계인공지능대회'가 열렸습니다. 거기서 알리바바(Alibaba) CEO 마윈(Jack Ma)과 테슬라(Tesla) 창업자 일론 머스크(Elon Musk)가 인공지능(Artificial Intelligence, AI)에 대해서 열띤 토론을 했습니다. 현재 AI를 바라보는 시각은 크게 두 가지로 나뉩니다. 첫째는 '기대'하는 시각입니다. AI가 인간이 보다 편리하고 효율적으로 일할 수 있게 해 줄 것이라는 기대입니다. 또 다른 시각은 '우려'입니다. '아주 위험하다, 자칫하면 인간의 일자리를 빼앗고 오히려 해가 될 가능성이 높다'라는 것입니다. 이 두 가지 시각이 첨예하게 충돌해 토론이 진행됐습니다만, 정답은 없습니다. 현재는 '기대'와 '우려'가 공존하는 것이 당연합니다. 왜냐하면 AI 기술에 대해서 많은 연구가 이뤄지긴 하지만, 실제 적용이 된 것에 대해서는 검증이 부족하기 때문입니다.

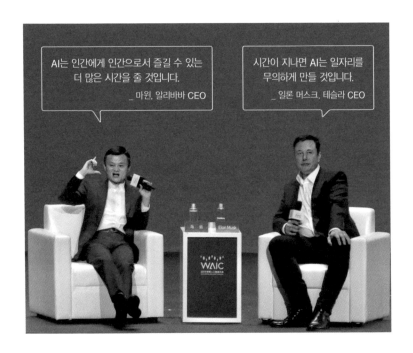

의료에서는 AI를 어떻게 사용하고 있을까요? 2013년 3월 가천대학교 길병원은 IBM사의 '왓슨 포 온콜로지(Watson for oncology)'라는 AI 소프트웨어를 도입했습니다. 암 진단과 치료를 돕는 AI로 전문서, 논문, 학술지 등 데이터베이스를 기반으로 질병을 진단하고 치료법을 제안합니다. 당시에는 실제 진료 의사보다 왓슨의 진단을 더 신뢰한다는 기사도 있을 정도로 큰 이슈였습니다. 지금은 어떨까요? 덴마크에서 암 진단을 해 보니 의료진과 왓슨의 진단 일치율이 33%밖에 안된다는 결과가 나왔습니다. IBM이 엄청나게 큰 기업임에도 미국에서 왓슨을 도입한 병원은 2017년 9월 기준으로 두 곳밖에 없었습니다.

당신이 생각조차 못 해 본 30년 후 의학 이야기

2016년 구글 알파고(Alpago)와 이세돌 9단과의 바둑 경기가 실시간으로 중계되면서 전 세계적으로 AI가 각광을 받기 시작했습니다. 이때부터 의료 AI 분야에도 새로운 도약이 시작됩니다. 그 결과 지난 2018년 식품의약품안전처(식약처)에서는 AI 기반의 의료 기기를 처음으로 허가했습니다. AI 기반 의료 기기는 안저 영상만으로 심장 질환이나 유방암을 진단할 수 있고, 국내 최초로 AI 의료 영상 보건소가 생긴다는 등 셀 수 없이 많은 관련 기사가 쏟아졌습니다. 그러나 병원에서 실제 AI로 질병 진단을 하는 경우는 아직까지 없습니다. AI에 관한 기사가 이렇게 쏟아지는데 우리는 왜 AI를 이용한 의료 혜택을 못 받는 걸까요?

인공지능은 무엇일까?

먼저 인공지능이 무엇인지 간단히 이야기해 보겠습니다. 빨간 선과 파란 선이 있습니다. 사람에게 직선을 한 번만 그어서 이 선들을 분류를 하라고 한다면, 녹색 점선처럼 그어서 쉽게 분류할 수 있겠죠?

이번에는 사람에게 곡선 위에 직선을 한 번만 그어서 빨간 선과 파란 선을 구분하라고 합니다. 이번에는 쉽지 않습니다. 녹색 직선처럼 긋는 방법(A)과 점선처럼 긋는 방법(B), 대략 두 가지를 생각할 수 있겠죠. 그렇게 하더라도 파란 선과 빨간 선을 구분을 못 하는 거죠. 사람은 이게 한계인 것 같습니다.

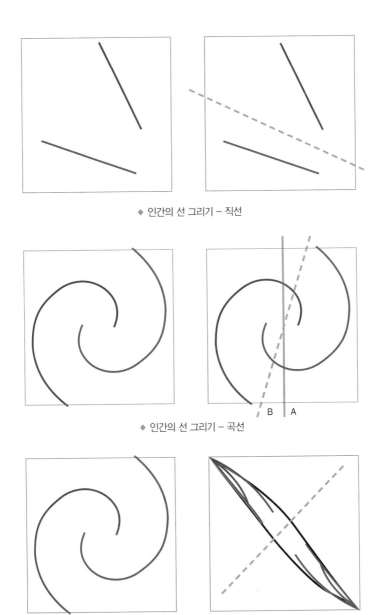

◆ 인간의 선 그리기 – 직선

◆ 인간의 선 그리기 – 곡선

◆ AI의 선 그리기

당신이 생각조차 못 해 본 30년 후 의학 이야기

똑같은 문제를 인공지능한테 해 보라고 했어요. 직선을 한 번만 그어서 빨간 선과 파란 선을 구분하라고 하니 인공지능은 차원을 왜곡시키기 시작했습니다. 즉 차원을 변경해 보다 쉽게 분류가 가능하게 만들었습니다. 언뜻 보기에 불가능해 보이는 문제를 인공지능이 가능하게 만들었습니다. 사람이 풀기 어려운 문제를 이러한 방식으로 처리해 준다면 쉽게 처리가 가능할 것입니다.

인공지능은 과연 어떻게 작용할까요? 인공지능은 사람의 뇌에서 처리되는 뉴런(Neuron)의 활성화 과정을 모방해 만들어졌습니다. 뉴런에 전기 신호가 입력되고 이 전기 신호가 특정 신호 이상의 가중치(Weight, W)를 가지면 다음 뉴런들로 해당 신호가 출력됩니다. 이렇게

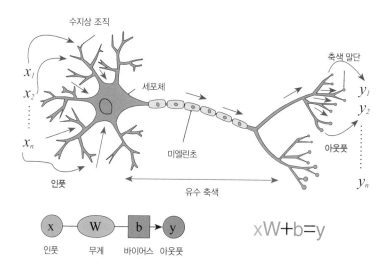

◆ AI의 원리

뉴런들이 활성화돼 원하는 명령을 수행하게 됩니다.

　이걸 간단하게 수학식으로 만들어 보겠습니다. 입력 신호 x가 들어가면 어떤 특정 기준치의 이상이 들어가게 되고, 그러면 거기에 대해서 있을 수 있는 편향(Bias, B)을 고려해 출력값을 도출하게 됩니다. 이런 형태로 간단하게 모델링을 할 수가 있습니다. 우리가 중학교 때 배우는 $y = ax+b$라는 1차원 형태의 방정식으로 만들 수 있습니다. 이게 인공지능 모델링의 기본입니다.

$y = ax+b\ (a \neq 0)$

① x절편: $-\dfrac{b}{a}$ → x절편의 좌표: $\left(-\dfrac{b}{a}, 0\right)$

② y절편: b → y절편의 좌표: $(0, b)$

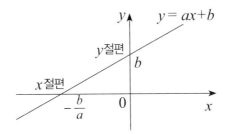

　뇌는 이러한 뉴런이 약 1천억 개의 신호를 서로 주고받으면서 복잡한 형태를 이루고 있습니다. 뇌의 복잡한 신호 체계를 모방해 수학 모델링이 가능하게 됩니다. 결국 인공지능은 입력 신호와 출력 신호를 고려해 가중치 w와 편향 b를 찾아내는 학습 과정을 수행하고, 학

당신이 생각조차 못 해 본 30년 후 의학 이야기

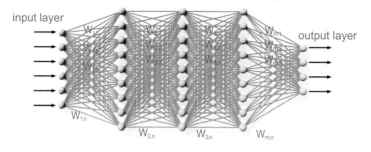

hidden layer 1 　 hidden layer 2 　 hidden layer 3

input layer

output layer

$W_{1,n}$ 　 $W_{2,n}$ 　 $W_{3,n}$ 　 $W_{m,n}$

deep neural

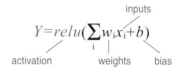

$$Y = relu(\sum_i w_i x_i + b)$$

inputs

activation 　 weights 　 bias

◆ AI 모델링

습이 완료된 모델을 기준으로 특정 업무(Task)를 효율적으로 수행하게 됩니다.

　그러면 인공지능, 머신러닝(Machine learning), 딥러닝(Deep learning)은 무엇일까요? 많은 매체에서 용어를 혼용해서 사용하기에 헷갈릴 수 있는데, 간략하게 정리하면 AI가 가장 상위 개념입니다. 하드웨어와 소프트웨어에 실질적인 서비스까지 모두 포함한 개념을 지칭하며, 그중 소프트웨어에 대한 머신러닝이라는 분야가 있습니다. 말 그대로 기계가 특정 데이터를 학습해서 그 목적에 맞게 적합한 모델을 만들어 내는 것을 지칭합니다. 최근에 이슈화된 알파고가 사용했던 알고리즘이 머신러닝 중에서 더 깊은 학습이 가능하다고 하여 딥러닝이라고 합니다.

머신러닝은 학습을 위해 사람이 정답을 알려 줘서 학습하는 지도학습(Supervised learning)과 사람으로부터 정답을 학습하지 않고 데이터의 특징을 고려한 비지도 학습(Unsupervised learning)으로 나눠집니다. 의료 분야를 포함한 대부분의 인공지능 기술은 정답을 기반으로 특징을 학습하는 지도 학습 위주로 많은 연구가 진행되고 있습니다.

머신러닝과 딥러닝의 가장 큰 차이점은 학습에 있어 사람이 지속적으로 알려 줘야 하는가, 혹은 한 번만 알려 주면 되는가에 있습니다. 전통적인 머신러닝에서는 사람이 직접 특징을 알려 줘야 하기에 입력데이터에 따라서 여러 문제가 생겼습니다. 때문에 사람이 입력한 데

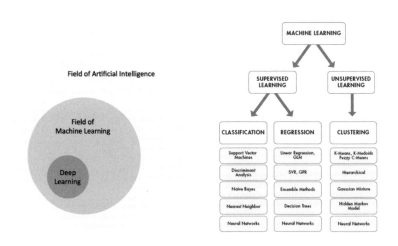

◆ AI의 범주와 종류

이터에 좌우되는 것보다 인공지능에게 스스로 특징을 추출하고 알아서 판단하도록 맡기는 것이 딥러닝 기법입니다. 특히 이때 영상의 특징을 추출하고 판단하는 데 적합한 딥러닝 알고리즘을 합성곱 신경망(Convolutional neural network, CNN)이라 합니다.

의료계에서는 실제로 어떻게 사용될까요? 의료 영상을 이용한 진단 및 평가를 위해서도 CNN 딥러닝 기법을 사용합니다.

질환의 특성 또는 평가 목적에 따라 영상 기반 학습 방법은 크게 세 가지로 나뉩니다. 해당 대상자가 정상인지 비정상 또는 질환인지 평가할 때는 분류(Classification) 방법을 사용합니다. 비정상, 즉 병변이 있다고 평가했다면 이제는 어디에 있는지 위치 정보에 대해서 알고 싶겠죠? 그때는 검출(Detection)이라는 객체를 검출하는 알고리즘을

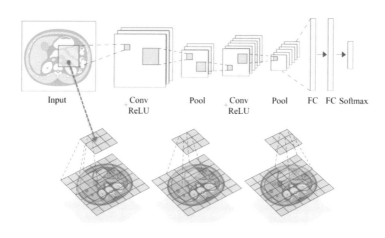

◆ CNN을 이용한 의료 영상 학습 과정의 병변 평가
Shelly Soffer et al., Review, Radiology, 2019

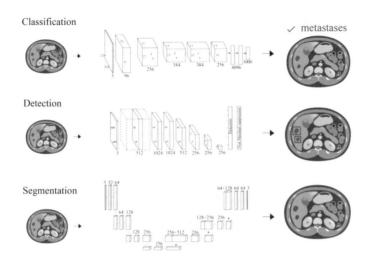

◆ CNN 알고리즘을 이용한 주요 질환 및 병변 평가 방법
Shelly Soffer et al., Review, Radiology, 2019

사용합니다. 병변 검출뿐 아니라 정량적인 크기를 측정하고자 할 때
는 분할화(Segmentation) 방법을 사용하고요.

인공지능의 활용

의료 분야에서는 인공지능을 어떻게 활
용할 수 있을까요? 축농증 X-ray 사진으로 인공지능이 얼마만큼 잘
평가할 수 있는지 테스트해 봤습니다. 축농증, 비염이나 콧물이 찼다
고 하면 X-ray로 코 주변을 찍어 봅니다. 정상은 부비동이 까맣게 나

당신이 생각조차 못 해 본 30년 후 의학 이야기

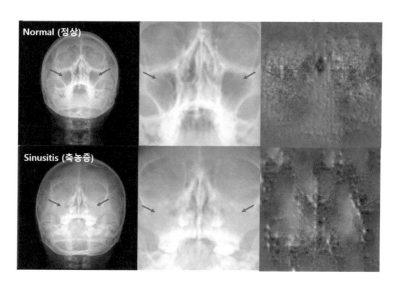

◆ 의사가 판단한 축농증과 인공지능이 학습한 축농증

오고, 콧물이 차 있으면 부비동이 하얗게 차 있습니다. 이런 것들을 보고 축농증이라고 알 수 있는데, 이걸 인공지능한테 학습해 보라고 했어요.

인공지능은 정상에 대해서는 상대적으로 까맣게 있는 것들을 보고 축농증이 아니라 정상이라고 학습했고, 축농증은 정상에 비해 상대적으로 밝게 인식을 했습니다. 영상이 들어오면 인공지능은 시각적으로 보고 축농증인지 아닌지 평가합니다. 이런 과정을 거쳐서 인공지능은 실제로 축농증이 있다고 평가하는 학습을 합니다.

그런데 문제는 인공지능 알고리즘이 아주 많이 있다는 겁니다. 예를 들어서 페이스북에서 공개한 알고리즘이 있고, 구글에서 만든 알

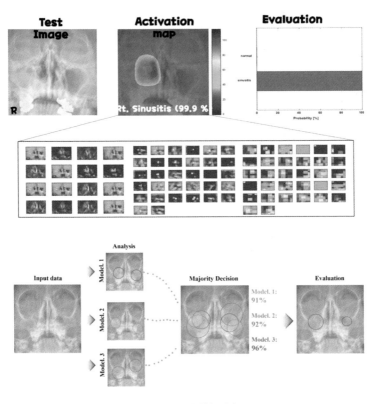

◆ 인공지능의 학습 과정

고리즘이 있고, 옥스퍼드, 스탠퍼드 등 너무 많이 있습니다. 그러면 어떤 걸 사용해야 할까요? 인공지능 별로 장단점을 갖고 있기 때문에 섞어서 쓰면 좋겠다고 생각했습니다. 이를 앙상블(Ensemble) 기법이라고 합니다. 상위 모델 10가지 정도를 테스트하고, 그중 가장 의미 있는 상위 모델들을 선택해 각각의 장단점을 포함해 다수결 원칙으로

당신이 생각조차 못 해 본 30년 후 의학 이야기

최종적으로 평가했습니다.

단일 모델을 사용하는 것보다 다중 모델을 함께 사용하는 것이 더 효율적이라는 결과를 보여 줬습니다. 이것은 한 사람보다 여러 사람의 아이디어를 공유하는 회의, 토론에서의 다수결 원칙을 모방해 만든 알고리즘입니다.

또한 합리적 판단을 위해 질환으로 의심되는 위치인지를 함께 보여 주고 '왜', '어떻게'라는 결과를 도출해 연구 결과를 보여 줬습니다.

그 연구 결과를 토대로 2019년 대한영상의학회에서 열띤 토론을 했습니다. 현재 사람을 대체하고자 하는 목적이 아닌, 사람을 어떻게 보조할 것인지에 대한 부분이 핵심이기에 결과뿐만 아니라 사람이 보다 합리적인 결정을 하려면 체계적인 설명과 이해 가능한 알고리즘을 검증해야 합니다. 그걸 넘어서면 어떻게 상호작용을 통해서 AI를 효과적으로 발전시킬 수 있을지에 대해서도 의견을 주고받았습니다.

의료 인공지능에서 이러한 부분이 왜 중요한지 예를 들어 보겠습니다. 개와 고양이를 분류하라고 했을 때 결과를 보고 '왜 이게 고양이

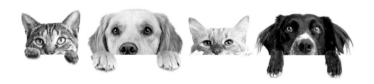

◆ 개와 고양이의 분류

야?' 혹은 '개처럼 생기지 않았는데?'라고 의문을 제기하는 경우는 많지 않습니다. 물론 '개냥이'라고 해서 애매모호하게 표현할 수 있지만, 명확하게 종 분류가 되므로 해당 결과에 대한 토론은 무의미합니다. 하지만 의료 분야에서는 결과뿐 아니라 추가적인 설명과 해석이 필수적입니다. 의료 분야에도 흑과 백의 이분법적 사고가 존재하지만, 그보다 많은 곳에 모호한 부분이 존재합니다. 이를 회색 지대라고 합니다. 질환이라고 진단하기에는 모호하고 그렇다고 정상이라고 보기에도 모호한 상태가 있습니다. 질환이 진행되는 초기 상태를 조기에 진단해야 완치율이나 생존율이 급격히 올라갑니다. 그래서 '정상' 또는 '비정상(질환)'이라고 단순히 판단하기보다 '왜 무슨 이유로?'에 대한 설명 또는 해석이 반드시 필요합니다. 하지만 현재의 인공지능 시스템은 성능 향상에 중점이 맞춰져 있는 단계이기에 이러한 부분에서 실제 적용에 한계점이 존재합니다.

설명과 해석 없는 인공지능이 어떤 결과를 초래할 수 있는지 알아볼까요? 네 사람의 범죄자가 있습니다. 인공지능에게 이 범죄자들이 다시 범죄를 일으킬 가능성이 어느 정도인지 평가해 보라고 했어요. 인공지능은 필라델피아 감옥에 수감된 범죄자 수십만 명의 데이터를 모아서 평가했습니다. 낮은 숫자는 재범 가능성이 낮다는 거고요, 높은 숫자는 재범 가능성이 높다고 본 것입니다. 죄목만을 보면 D가 재범을 일으킬 가능성이 가장 높아 보입니다. 그런데 인공지능은 B의 위험이 가장 크다고 판단했습니다. 인공지능이 위험이 가장 크다고 판단한 B와 C는 실제로 재범을 일으키지 않았습니다. 이전 범죄들도

당신이 생각조차 못 해 본 30년 후 의학 이야기

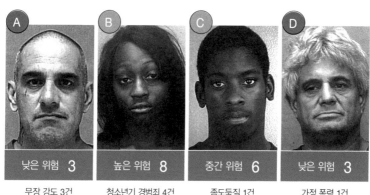

낮은 위험 3	높은 위험 8	중간 위험 6	낮은 위험 3
무장 강도 3건 (1건은 시도)	청소년기 경범죄 4건	좀도둑질 1건	가정 폭력 1건 절도 1건 좀도둑질 1건 마약 밀매 1건

◆ 인공지능이 평가한 네 명의 범죄자

Julia Angwin et al, COMPAS Software Results, 2016

청소년기 경범죄에 해당하죠. 인공지능이 잘못 판단한 것입니다. 왜 잘못 평가했을까요?

편향이 제대로 학습 안 된 겁니다. 필라델피아에 수감돼 있는 범죄자를 쭉 평가해 보니까 흑인 범죄가 많았습니다. 흑인, 즉 인종에 대한 것이 바이어스로 들어가서 피부색과 범죄율에 관해 학습하는 패턴이 높아졌기 때문에 이런 문제가 발생한 것입니다. 의료에서 이러한 '우려'를 해결하고자 다양한 검증(Validation)을 통해서 신뢰성 있는 모델을 만들어야 합니다.

인공지능의 단점 중 하나는 '기억의 손실(Memory loss)'에 관련된 것입니다. 사람은 기억이 잘 났다가 안 나기도 하고, 옛날에는 잘 기억했는데 요즘은 안 그러니 혹시 치매일까 같은 생각들을 많이 합니다. 이것이 인공지능이 고민하고 있는 문제이기도 합니다. 하지만 인공지능의 기억이 사라진다는 것이 무슨 말일까요?

기술적인 조건에서는 사실 당연한 이야기입니다. 학습을 통해 $y = wx+b$에서 w와 b는 많은 데이터에서 최적의 값을 찾아냅니다. 다량의 데이터가 지속적으로 축적되면 더 좋은 결과를 낼 수 있습니다. 예를 들어 큰 병변과 작은 병변을 함께 학습하면 큰 병변에서는 평가 결과가 좋지만 작은 병변에서는 좋은 결과가 잘 안 나오는 경우가 있습니다. 이는 w와 b가 큰 병변의 특징에 최적화되어 발생합니다. 즉 모든

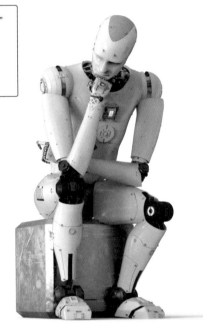

"기억이 잘 났다가 또 잘 안 나…"
"옛날에는 안 그랬는데
요즘 기억이 잘 안 나…"
"기억이 잘 안 나는데
치매는 아니겠지?"

질환의 특징에 균등하게 맞춰진 것이 아니라 한쪽의 특징으로 가중치가 치우치면서 생기는 문제입니다. 이러한 문제를 해결하려고 다시 방대한 작은 병변을 추가로 학습시키면 이번에는 오히려 작은 병변의 특징으로 모델이 최적화됩니다. 그러면 이제는 큰 병변의 특징에 대한 평가 정확도가 처음보다 떨어지는 경우가 발생합니다. 바로 '기억의 손실'입니다. 이런 것들을 어떻게 학습하느냐에 대해서도 많은 연구가 이뤄지고 있습니다.

30년 후의 의료 인공지능

30년 후에는 어떻게 될까요? 인공지능은 의료에 언제 도입되고 어디에서 활발하게 사용될까요? 개인마다 우려와 기대가 전부 다를 텐데 어떻게 생각해야 할까요? 이것은 국가 R&D가 진행되는 방향성과도 관련이 있습니다. 현재는 데이터를 수동으로 가공하다 보니 노동도 많이 들고, 인공지능이 학습하고 결과를 도출하는 데도 제한적인 부분이 많아서 폭넓게 활용하기가 어렵습니다. 그래서 가까운 미래, 2023년에는 스스로 학습해서 사람이 알려주지 않아도 지식을 확장할 수 있는 것, 곧 적은 데이터로 고효율의 AI 모델을 만드는 것이 우리나라 인공지능의 방향입니다.

인공지능 시대를 맞이하는
중, 고등학생들에게

2019년 정부는 '어릴 때부터 쉽고 재미있게 AI를 배우고 모든 연령, 직군에 걸쳐 전 국민 AI 교육 체계를 구축하겠다'라고 발표했습니다. 현재 중학생은 태어날 때부터 디지털 환경에 익숙한 1세대로 불립니다. 기존 아날로그 환경 생활을 하다 디지털 세대로 넘어간 것이 아니라 디지털 환경에 최적화돼 가장 효율적으로 사용하는 세대를 일컫습니다. 즉 현재 중, 고등학생이 AI를 가장 잘 활용하고 적용할 수 있습니다. 그럼 학생들은 어떤 생각으로 AI를 공부해야 할까요?

MIT 미디어랩에서 중학생에게 AI를 시범 교육한 결과를 공개했습니다.[인공지능 윤리 교육 교재, MIT Lab, http://bit.ly/2Olizzx] AI 시범 교육에서는 '샌드위치 만들기' 같은 보다 친숙하고 체험이 가능한 내용의 절차나 방법을 공식화해 알고리즘 형태로 설계했습니다. 이를 사고하고 다양한 접근 방법을 시도해 학습하는 과정을 자연스럽게 경험하게 했고요. 이것은 AI 교육 시에 문제 해결을 위한 접근 방법을 배우는 것이 핵심이며, 결국 '창의적 사고력' 필요로 직결됩니다.

아직 AI가 체감이 안 되거나 먼 미래로 느껴질 수 있습니다. 특히 의료 AI는 어쩌면 SF처럼 느껴질 수도 있습니다. 사람이 인지하기 가장 어려운 패턴 중 하나는 바로 '인체'입니다. 사람을 구성하는 주요 인자들은 모두 크게는 유사할 수 있으나 세부적인 유전 형질, 생활 특성 등이 각 개인별로 다양하고 복잡한 특성을 보이기 때문입니다. 이

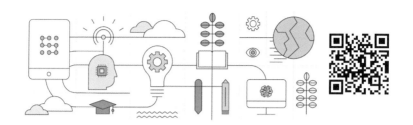

◆ AI를 쉽게 사용하고 체험할 수 있는 IBM 왓슨 엔진 기반 툴

러한 복잡한 패턴을 정확하게 인지하는 데 인공지능이 가장 적합한 기술로 보입니다. 하지만 인공지능을 단순 기술이 아닌 다양한 분야에 적합하게 적용하는 것은 바로 인간의 '창의성'입니다. 창의적 사고를 기반으로 AI를 잘 활용해 보다 많은 사람들이 질병과 고통에서 벗어날 수 있기를 바랍니다.

우리가 의료 분야의 인공지능에 대해 더 궁금한 것들!

Q 의료 분야 인공지능의 도입 시기와 전망은?

A 3년 안에는 단계적으로 도입될 것 같아요. 기술 발전과 필요성, 미충족 수요에 따라 다르겠지만, 의료 영상이나 응급 분야에서는 의사 결정 보조 시스템으로 가장 먼저 도입될 것 같습니다. 즉 인공지능이 단독으로 하기보다는 의사가 결정을 빨리 할 수 있게 우선순위를 알려 주고 가이드라인을 해 주는 건 더 빨리 나올 수 있을 것 같고요. 10년 안에는, 사실은 거의 5년 안에는 실제로 진료 시스템에 인공지능이 활용될 것 같아요. 지금은 환자가 들어오면 상태를 확인하고 자기 지식을 바탕으로 처방합니다. 어떤 영상을 찍고, 어떤 검사를 해야 할지 가이드라인을 해 주죠. 이 과정에서 인공지능을 활용할 수 있습니다. 임상의는 환자를 직접 대면하면서 영상이나 검진 결과로 알 수 없는 것들을 볼 수 있습니다. 그게 경험입니다. 환자 말투가 이전보다 좋아졌는지 나빠졌는지, 단어 사용은 어떤지 등 자연 언어(natural language)를 살펴보고, 손을 얼마나 떨고 있는지, 눈은 얼마나 깜빡이는지, 안면 근육은 잘 움직이는지, 걸을 때 패턴이 어떤지를 봅니다. 그걸 비디오카메라나 녹음기로 기록하면 인공지능은 실시간으로 환자 상태를 과거 임상 데이터와 비교해 환자에 가장 적합한 패턴을 보여 주고 치료법과 예후를 알려 줄 수 있습니다. 10년쯤 지나면 실질적으로 이런 범용 AI가 분명 나올 것 같아요. 암을 진단하는 AI, 특정 질병을 진단하는 AI가 아니라 전체적으로 아우를 수 있는 AI인 거죠.

Q 의사마다 인공지능을 바라보는 입장이 다를 것 같은데?

A 솔직히 대부분 크게 관심 없어요. 인공지능에 대해서. 왜냐하면 주변에 나온 게 없거든요. 사람은 시각 정보에 매우 강해요. 내 눈으로 봐야 불안감을 해소하고, 내 옆에 있어야 체감하는데, 아직까지는 눈에 띄지 않거든요. 인공지능이 잘되고 안 되고 여러 가지 논쟁이 많기 때문에 의료진 입장에서는 대부분 '그게 되겠어?'라고 하는 의구심을 갖고 있습

니다. 다만 의대생들은 좀 달라요. 의대생에게 인공지능을 어떻게 생각하느냐에 대해서 조사했더니 '그게 되겠어?' '정말 돼?' 같은 호기심을 넘어서 '내가 해야지'라고 동기 부여하고 있더라고요. 이걸 의료 쪽에서 활용하려면 의대 교육 과정에 넣어야 합니다. 연대에서는 이미 시작하고 있는데요, 정규 교육 과정에는 못 넣고 방과 후 수업처럼 진행하고 있더라고요. 저는 얼마 전 의대생 대상 특강에서 강의했는데요, 그런 것들을 동기 부여하고 싶었습니다. 부정적인 생각을 가진 의사는 미래에 도태될 수밖에 없습니다. 불편해지거든요. 지금은 아주 편리한 세상이지만, 아직까지도 폰뱅킹 대신 실제 은행에 가서 이체를 하시는 부모님이 많죠? 그런 불편함을 갖고 편리함을 모르는 사람들이 존재하겠죠. 마찬가지로 인공지능을 사용하지 않는 의사도 있고, 인공지능을 사용해서 더 편리하게 보는 의사도 생길 겁니다. 그에 따라 병원도 바뀔 거고, 환자들은 결국 체계적으로 관리하는 병원으로 몰릴 수밖에 없어요.

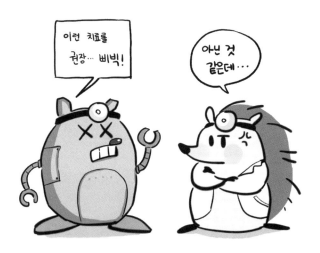

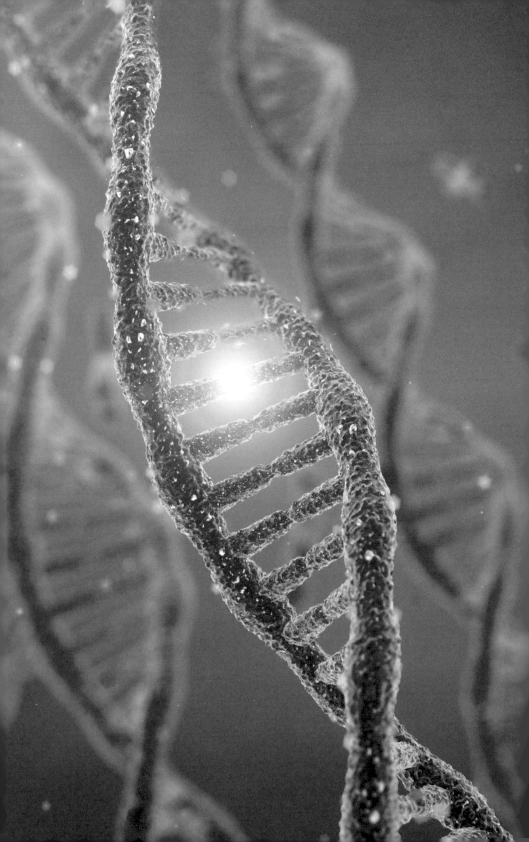

크리스퍼 캐스9, 유전자 편집 기술

허준호, 경희대학교 의과대학 병리학교실

크리스퍼(CRISPR)가 실질적으로 유전자 편집을 위한 바이오테크놀로지에 쓰인 것은 대략 2012년부터입니다. 예전에는 유전자를 바꾼다는 게 쉽지 않았습니다. 생물학자들이 유전자를 바꾸는 대상은 주로 대장균, 이스트, 꼬마 선충, 초파리, 제브라 피쉬, 쥐 등이었고, 이를 바탕으로 연구 결과를 발표하면 '그 결과가 과연 사람에게도 비슷하게 적용될까?'라는 반응이 대부분이었습니다. 그러자 과학자들은 '그러면 사람과 좀 더 비슷한 동물의 유전자를 바꿔 볼 수 없을까?' 하면서 유전자 변형 연구를 확대했습니다. 지금까지 못했던 것을 하고자 하는 목표가 크리스퍼를 낳은 겁니다.

크리스퍼는 과거 박테리아를 연구하던 미생물학자들만 한정적으로 연구하던 주제였습니다. 크리스퍼가 미생물 안에서 작동하는 원리는 흥미롭게도 다니스코(DANISCO)라는 유제품 생산 회사 연구진에

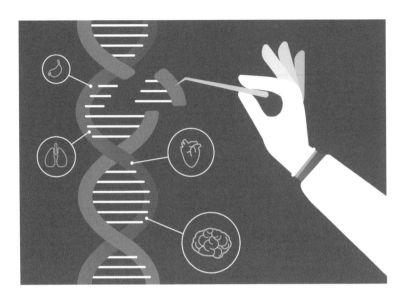

◆ 오늘날에는 특정 DNA를 절단하는 유전자 가위,
즉 크리스퍼로 유전자를 편집해서 병 치료에까지 사용합니다.

의해 밝혀집니다. 그러다 2012년 무렵 크리스퍼가 유전자 편집 기술에 획기적인 발전을 가져올 수 있다는 연구 결과가 발표되면서 많은 이들의 관심을 받았고, 관련 논문, 특허 그리고 연구비가 굉장히 많이 증가합니다. 보스턴 MIT-하버드 브로드 연구소(Broad Institute)와 캘리포니아 대학교 버클리 캠퍼스(University of California, Berkeley)와 같은 세계적인 연구 기관들의 약진이 두드러집니다.

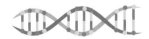

당신이 생각조차 못 해 본 30년 후 의학 이야기

크리스퍼란
무엇인가

　　크리스퍼가 바이오테크놀로지에 많이 사용된 계기는 우연에 가깝습니다. 우연히 수많은 돌멩이 중 예뻐 보이는 돌멩이를 집어 들었는데, 진짜 예뻤던 케이스랑 비슷해요. '크리스퍼(CRISPR)'라는 명칭도 원래는 유전자 편집(genome editing)과는 전혀 상관없는 뜻입니다. 크리스퍼의 원래 의미는 '이상한 특징을 보이는

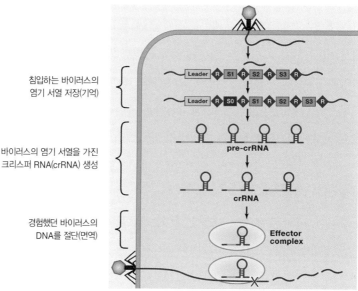

침입하는 바이러스의
염기 서열 저장(기억)

바이러스의 염기 서열을 가진
크리스퍼 RNA(crRNA) 생성

경험했던 바이러스의
DNA를 절단(면역)

◆ 박테리아는 자기를 공격한 바이러스의 DNA를 기억하고 있다가
이 바이러스가 다시 침입하면 크리스퍼가 바이러스를 인식해 DNA를 잘라 버립니다.

Wright, Nuñez, and Doudna. Biology and Applications of CRISPR Systems: Harnessing Nature's
Toolbox for Genome Engineering. Cell. 2016 Jan 14;164(1-2):29-44.

DNA 염기 서열'입니다.

 1987년 박테리아를 연구하던 오사카 대학 미생물학자들이 어떤 박테리아는 반복되는 서열을 많이 가지고 있고 그 안의 서열이 이상하다는 연구 결과를 발표합니다. 그 의미를 영어로 표현한 'Clustered Regularly Interspaced Short Palindromic Repeats'의 약자가 크리스퍼(CRISPR)입니다. 이 DNA 서열이 어떤 역할을 하는 것인지 연구하다 보니 이 서열들이 자신을 공격하던 바이러스의 기억을 가지고 있음을 알게 된 겁니다. 이 경험은 박테리아의 면역 시스템이라고 할 수 있을 것 같습니다. 그냥 면역이 아니라 우리가 예전에 백신을 맞았던 걸 기억하는 것과 흡사한 메커니즘을 보입니다. 그렇다면 미생물 안에서 어떤 분자 기전으로 작동하는지 살펴봤더니, 우선 바이러스의 기억을 담고 있는 DNA 서열을 RNA로 만들고, 그 RNA가 특별한 크리스퍼 단백질과 결합해 박테리아 안을 돌아다니면서 혹시라도 들어오는 바이러스의 DNA를 잘라버리고 박테리아를 보호하는 작용을 하더라는 겁니다. 그 기전은 경험했던 바이러스들이 다음에 박테리아에 다시 침입했을 때 그 바이러스 DNA를 정확하게 자르는 역할을 했습니다. 다시 말해 바이러스를 죽이는 역할을 한 거죠. 여기까지만 보면 크리스퍼라는 박테리아의 면역 기전은 우리가 일반적으로 생각하는 유전자 편집과 별로 상관이 없는 것처럼 보입니다.

 크리스퍼 연구는 계속됐고, 그러다 크리스퍼가 유전자 편집에 효과적으로 사용될 수 있다는 연구 결과가 2012년 〈사이언스(Science)〉지에 발표됩니다. 이 연구는 생화학자 제니퍼 다우드나(Jennifer Doudna)

와 미생물학자 엠마뉴엘 샤펜티어(Emmanuelle Chapentier)의 공동 연구로 진행됐습니다. 논문 내용을 한 문장으로 요약하면, '크리스퍼 RNA 2개를 사용해 DNA를 자르는 효소가 있는데, 그 효소는 외부에서 왔던 경험으로 바이러스 DNA를 자르는 면역 기능을 한다'입니다. 여전히 우리가 생각하는 대로 유전자를 바꾸는 유전자 편집과는 거리가 있어 보입니다. 하지만 이 두 사람은 알고 있었습니다. 논문을 보면 DNA를 자르는 효소와 RNA를 써서 정확하게 특정 DNA를 자르는데, 이걸 잘 쓰면 유전자 편집을 할 수 있을 것이라고 밝히고 있습니다.

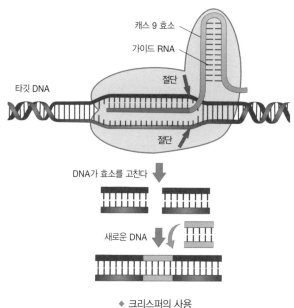

◆ 크리스퍼의 사용

1. 가이드 RNA가 타깃 DNA 찾기
2. 캐스9 단백질이 DNA를 절단
3. 교체된 DNA가 자리 잡음

그렇다면 DNA를 자르는 것과 유전자 편집은 무슨 관련이 있을까요? 가장 큰 우연은 박테리아에서는 DNA를 자르면 바이러스를 죽인다는 점이에요. 박테리아 DNA가 잘려도 박테리아는 잘 죽습니다. 반면 인간 세포나 진핵세포에서는 DNA가 잘리는 일이 자외선 등에 의해 다반사로 발생하지만, DNA가 잘렸다고 해서 세포가 바로 죽지 않습니다. 우리 몸의 세포에는 DNA가 깨지면 DNA를 고치고 복구하는 능력이 있습니다. 크리스퍼를 활용하는 유전자 편집 기술은 우리 세포 안에 이미 존재하는 DNA 복구 기전을 활용합니다. 유전자 편집 기술에서는 박테리아 유래의 크리스퍼 단백질과 RNA의 결합체 그리고 내가 세포에 집어넣기 원하는 DNA를 다 같이 세포에 넣게 됩니다. 그러면 크리스퍼 결합체는 박테리아가 원래 하던 일을 해요. 인간 세포에서 표적으로 삼은 DNA를 정확하게 찾아서 자르는 거죠. 그러면 어떻게 될까요? 인간 세포에서 'DNA가 깨졌어, 고쳐야 돼' 하는 기전이 활성화되면서 문제가 생긴 DNA를 다시 붙입니다. 이렇게 깨진 DNA를 다시 붙이는 과정에서 같이 넣어 준 DNA 조각도 넣고 복구하는 상황이 생깁니다. 왜 집어넣을까요? 사람 세포에는 부모에게 받은 한 쌍의 DNA가 있고, 그 서열은 보통 비슷해요. 그 DNA 중 하나가 우연한 사고로 깨지면 제일 좋은 건 다른 하나로 고치는 겁니다. 크리스퍼는 이렇게 비슷한 DNA 서열을 활용해서 DNA를 복구하는 기전을 활용합니다. 크리스퍼를 활용해 보니 원하는 위치의 DNA를 일부러 깨고, 내가 원하는 DNA 서열을 넣으니 들어가는 효율이 정말 높은 거예요. 그런 우연의 일치로 크리스퍼 유전자 편집 기술이 탄생

당신이 생각조차 못 해 본 30년 후 의학 이야기

했습니다.

크리스퍼 이전에도 20년간 게놈 엔지니어들은 유전자 가위를 발전시키는 데 많은 노력을 기울이고 있었습니다. 1세대 징크핑거 뉴클레아제(Zinc Finger Nucleases)와 2세대 탈렌(TALEN)이 있었고, 크리스퍼는 3세대 유전자 편집 기술이라고 얘기합니다. 이전 유전자 편집 기술에서 구현하려고 했던 많은 것들이 크리스퍼를 활용하면서 보다 쉽게 가능해졌고 3세대 유전자 가위(크리스퍼) 시스템은 유전자 편집의 대세로 떠올랐습니다.

크리스퍼 유전자 편집 기술의 가능성과 파급 효과가 크다 보니 크리스퍼 연구를 주도하는 브로드 연구소와 캘리포니아 대학교 버클리 캠퍼스 사이에서 특허 분쟁을 일어나 많은 사람들의 관심을 받았습니다. 왜 사람들이 크리스퍼 특허 분쟁에 주목했을까요? 그 이유는 크리스퍼 유전자 편집 기술이 의생명공학 전 분야에 큰 영향을 줄 수 있고 그만큼 경제적 가치가 높기 때문입니다.

크리스퍼를 활용한
유전자 편집

크리스퍼를 활용한 유전자 편집은 인간부터 동물, 식물에 이르기까지 모든 생명체에 적용할 수 있습니다. 당연히 농업부터 치료제 개발까지 큰 경제적 가치를 창출할 수 있습니다. 기술이 등장하고 몇 년이 지나면서 특이한 아이디어를 구현하

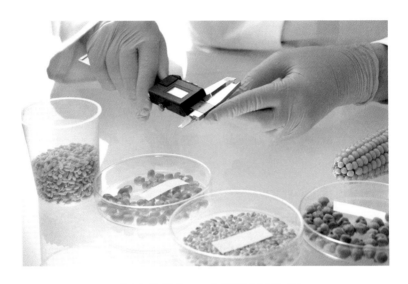

◆ 옥수수, 콩, 쌀 등 GMO 농작물을 연구하는 모습

려는 사람들도 나타납니다. 크리스퍼를 통해 '유전자 드라이브(Gene drive)' 기술[특정 유전자를 종 전체로 확산시키는 기술]이 가능해지자 이를 활용해 세상에 있는 모든 모기의 유전자를 바꿀 수도 있는 신기한 연구 결과가 발표되기도 했고요. 심지어 인간 배아의 유전자 편집을 금지했음에도 중국에서는 크리스퍼 기술로 유전자 편집된 아기가 태어나는 사건이 발생했습니다.

크리스퍼를 쉽게 받아들이는 분야 중 하나는 농업입니다. 어쩌면 크리스퍼 유전자 편집 기술은 사회 문제로 대두된 식량 부족의 해결책 중 하나가 될지도 모릅니다. 요구르트 회사 다니스코는 크리스퍼를 개발하는 데 크게 공헌했고, 최초의 크리스퍼 관련 특허를 보유하기도 했습니다. 다니스코 소속 과학자 로돌프 바랑구(Rodolphe Barrangou)는 요구르트를 만드는 데 중요한 유산균을 연구하다가 요구르트 공장의 위치에 따라 박테리아가 죽는 곳도 있고 아닌 곳도 있는 걸 발견했습니다. 그 이유를 연구한 끝에 크리스퍼를 발견한 것이죠. 그는 이런 말도 했습니다.

"당신이 요구르트와 치즈를 먹었으면 당신은 아마도 이미 크리스퍼를 먹었을 것입니다."

이처럼 크리스퍼는 계속 사람들과 함께 살아왔으며, 이런 우연에 가까운 발견들이 우리 삶을 바꾸고 있습니다. 삶에 점점 가까워지고 있는 유전자 편집 기술의 대표적인 예는 연어입니다. 아쿠어드밴티지(AquAdvantage)라는 회사는 연어 유전자를 편집해서 더 빨리 자라는 유전자변형식품(GMO) 연어를 만들었습니다. 미국 식품의약국(FDA)에서 이 GMO 연어를 먹어도 안전성에 문제없다고 판단했고, 이 회사는 연어를 캐나다에 팔기 시작했습니다. 그리고 미국 내에도 인디애나주에 농장을 만들어 판매 확장을 시도하고 있습니다.

농작물 쪽에서는 규제보다는 적극적으로 크리스퍼를 쓰고자 하는 움직임을 많이 보이고 있습니다. 어쩌면 크리스퍼 기술은 사회적인 문제로 떠오르고 있는 바나나 위기를 해결하는 데 도움을 줄 수 있을지 모릅니다. 지금 우리가 먹는 바나나 품종은 거의 대부분 캐번디시 바나나(Cavendish banana)입니다. 이전에 전 세계적으로 가장 많이 기르던

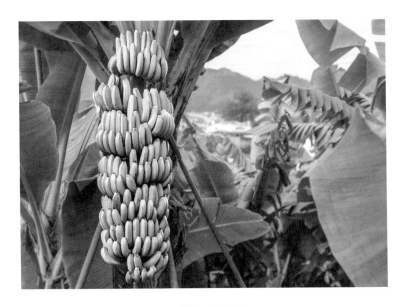

◆ 캐번디시 바나나

오늘날 우리가 즐겨 먹는 캐번디시 바나나는 씨가 없습니다. 한 번 바나나가 열린 나무의 밑동은 잘라내고
줄기 심기를 반복해야 했는데, 이 때문에 모든 바나나는 유전적으로 동일하죠.

품종은 그로 미셸(Gros michel)이었는데요, 이 바나나가 1950년대에 곰
팡이의 일종인 파나마병으로 멸종되자 대체할 품종으로 캐번디시가
선택됐습니다. 캐번디시 바나나는 파나마병에 강했으나 2010년대 들
어서 변종 파나마병에 감염되기 시작합니다. 현재 바나나 최대 생산
지인 남미에는 이 병이 퍼지지 않았지만, 만약 남미로까지 번진다면
캐번디시 바나나도 멸종될 수 있습니다.

현재 전 세계 인구 중 5억 명 정도는 바나나를 주식으로 합니다. 만
약 변종 파나마병이 창궐하면 끔찍한 상황이 벌어질 수도 있겠죠? 이

당신이 생각조차 못 해 본 30년 후 의학 이야기

바나나 문제를 해결하려고 유전자를 바꿔서 병에 대한 내성을 강화하는 연구가 많이 진행되고 있습니다.

식물뿐만 아니라 돼지고기에도 크리스퍼를 적용할 수 있습니다. 기름이 적은 돼지고기 수요를 맞추는 데 대한 고민이 유전자 편집 연구로 이어진 예가 있습니다. 연구자들이 돼지의 습성을 살펴보니 돼지는 더우면 더운 대로, 추우면 추운 대로 살지만, 쥐는 추운 날씨에 체온을 유지하려고 지방을 소모한다는 것을 알게 됐습니다. 연구자들은 이 습성 차이를 활용해 돼지 유전자를 편집할 생각을 했고, 이렇게 만들어진 돼지는 일반 돼지보다 지방이 24% 적습니다. 물론 연구용으로 만들어진 이 돼지의 고기는 현재 판매되지 않지만, 이와 같은 유전자변형식품이 계속 만들어질 가능성이 높습니다.

유전병을
해결할 수 있을까

크리스퍼는 유전병 치료제 개발에 적용될 가능성이 있습니다. 예전에는 유전병을 치료할 때 변이에 의해서 생기는 문제를 치료하고 증상을 완화하는 데 초점이 맞추어져 있었습니다. 유전자 편집 기술을 적용하는 관점에서는 단순하게 유전자 변이를 교정하는 방향으로 접근하자는 아이디어가 나왔습니다. 특히 많은 유전병은 단일 유전 변이에 의해서 이루어진다는 게 알려져 있습니다. 혈우병(Hemophilia)은 피를 멎게 하는 인자가 하나라도 부

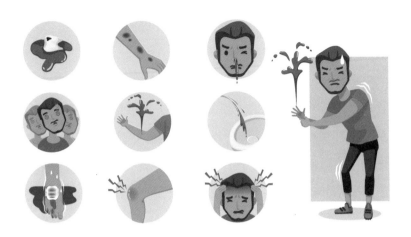

◆ 혈우병의 다양한 증상

미국에서 비교적 흔하게 나타나는 병으로, 피를 멎게 하는 인자가 부족해서
어지럼증, 출혈, 멍, 관절통 등이 나타나는 유전병입니다.

족하면 생길 수 있는 유전병이며, 미국에서는 5천 명 중 한 명이 걸리는 비교적 흔한 병입니다. 뒤시엔느 근이영양증(Duchenne muscular dystrophy)[근육이 약화돼 점차 걷기 힘들어지는 병], 낭포성 섬유증(Cystic fibrosis)[유전자에 결함이 생겨 폐와 소화 기관에 영향을 미치는 질병] 등도 유전 변이가 알려져 있지만, 근본적인 치료가 어려웠습니다. 이러한 질병 치료를 위해 크리스퍼를 적용하는 방법이 대안으로 떠오르고 있습니다.

혈우병에 크리스퍼를 적용해 치료하는 아이디어가 가능하다는 것은 이미 입증됐습니다. 혈우병 환자들은 DNA 일부분 서열에 변이가 있어 혈액 응고 인자를 만들지 못합니다. 혈우병 치료제 개발 연구에

당신이 생각조차 못 해 본 30년 후 의학 이야기

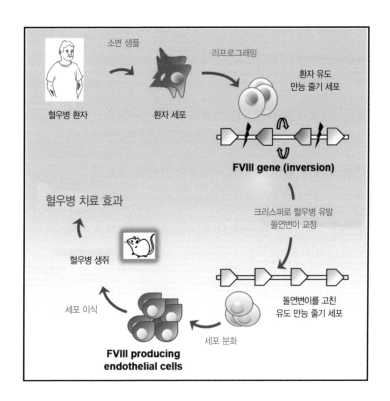

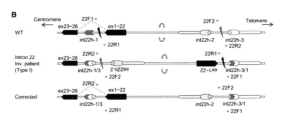

◆ 혈우병 환자의 줄기 세포 유전자 편집 기반 치료제 개발 연구

Park et al. Functional Correction of Large Factor VIII Gene Chromosomal Inversions in Hemophilia A Patient-Derived iPSCs Using CRISPR-Cas9. Cell Stem Cell. 2015 Aug 6;17(2):21320.

서는 혈우병 환자의 소변에서 세포 일부를 채취하고, 그 세포로 줄기 세포를 만듭니다. 그다음 줄기 세포에 유전자 편집을 적용해 변이가 생긴 DNA 서열을 고치고 혈액 응고 인자를 생성할 수 있는 정상 세포로 만듭니다. 이렇게 고친 정상 세포의 기능을 확인하려고 혈우병을 가진 쥐에 이 세포들을 넣어 증상이 개선되는지 살펴보았습니다. 실제로 쥐에서 혈액 응고 인자들이 발현돼 혈우병 증상이 개선되는 좋은 결과가 나타나는 것을 확인했습니다. 아직 환자에게 직접 적용하기에는 임상 시험 등 많은 과정이 남아 있지만, 혈우병 환자 자신의 세포 유전자를 편집해서 다시 체내에 주입해 병을 치료할 수 있는 가능성이 높아졌다고 할 수 있겠습니다.

그리고 크리스퍼 유전자 편집 기술을 의학적으로 적용하려는 시도 중 하나는 이종 장기 이식의 어려움을 극복하는 것입니다. 사람 간 장기 이식에서 면역 반응이 큰 문제이고, 이종 장기 이식을 실현하는 가장 큰 어려움 중 하나도 면역 반응입니다. 하버드 대학교 유전학자 조지 처치(George Church) 교수는 크리스퍼 기술을 활용해 돼지 장기를 사람에게 이식할 때 면역 반응을 일으킬 수 있는 핵심 유전자들을 없애는 방법을 생각했습니다. 또한 돼지에 있는 바이러스도 유전자 편집의 고려 대상입니다. 이를테면 돼지열병은 돼지에게 치사율 100% 이지만 사람에게는 별 문제가 없습니다. 반대로 돼지에 있는 바이러스가 사람에게 치명적인 경우도 있습니다. 따라서 면역 유발 및 바이러스 관련 유전자 수십 개를 모두 편집하면 이를 해결할 수 있을 것같다는 생각을 합니다. 처치 교수는 인간에게 장기 이식을 할 수 있는

당신이 생각조차 못 해 본 30년 후 의학 이야기

돼지를 만드는 회사를 설립하고, 이미 돼지 장기를 원숭이에 이식하는 실험을 진행하고 있습니다. 어쩌면 머지않아 장기 이식을 하지 못해 죽는 사람은 없어질지도 모르겠습니다.

유전자 편집의
위험성

그런데 유전자 편집에는 아직까지 많은 위험이 도사리고 있습니다. 크리스퍼가 정확하다고 말하지만, 우리 몸에는 염기 서열이 30억 쌍이나 됩니다. 크리스퍼 분자의 특성을 잘 파악하면 우리 DNA 안의 표적을 정확히 선정해 편집할 수도 있겠지만, 현재 기술로는 세포 내에서 크리스퍼가 어떤 일을 하는지 완전히 파악하는 것이 어렵습니다. 크리스퍼 유전자 편집을 세포에 적용할 때 대부분은 우리 생각대로 조절할 수 있지만, 일부는 바뀌지 않거나 또는 예상하지 못한 방향으로 바뀔 가능성이 있는 것도 사실입니다. 현실적으로 그런 오류를 어떻게 줄이느냐가 중요한 과제 중 하나입니다.

그리고 더 큰 문제는 윤리적인 면일지도 모르겠습니다. 모기를 예로 들어보겠습니다. 모기는 산란기 암컷만 사람 피를 먹는데, 그때 물린 사람은 간지러울 뿐만 아니라 말라리아와 같은 병원균에 감염될 수 있습니다. 그런데 유전자 편집을 모기에 적용해 점차 모기 중 수컷 비율을 높이고, 결국 세계의 모든 모기를 전멸시키는 것이 가능하다는 것은 이미 입증됐습니다. 모기를 싫어하는 누군가가 이런 기술을 실제로 적용하면 모기가 멸종할지도 모릅니다. 만약 그렇게 모기가 없어지면 생태계 파괴가 일어나거나 그런 상황이 오면 누가 책임을 져야 할지 등과 같은 문제가 생길 수도 있습니다. 이런 문제는 개인의 윤리 의식과도 관련이 있습니다. 크리스퍼 기술 규제를 통해 과연 막을 수 있을까 하는 생각이 듭니다.

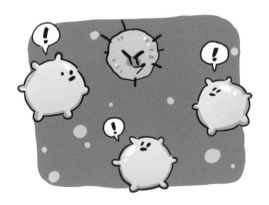

당신이 생각조차 못 해 본 30년 후 의학 이야기

Q 유전병을 치료하려면 비용이 얼마나 들까요?

A 유전자 치료제는 현재 나온 치료제 중 가격이 가장 높게 책정되는 추세에 있습니다. 척수성 근육 위축증(Spinal muscular atrophy)이라는 유전 질환을 앓는 아이가 있었습니다. 아이는 스스로 앉지도 못하고 어린 나이에 죽었습니다. 이 아이의 동생이 태어났는데 똑같은 유전병이 있다는 것을 알았습니다. 다행히 동생은 유전자 치료제를 사용해 치료됐습니다. 그런데 이런 유전자 치료제들이 더 개발될수록 치명적인 유전 질환 환자 중 부자만 치료제를 구할 수 있다는 문제가 발생할지도 모르겠습니다. 척수성 근육 위축증 치료제 가격은 현재 210만 달러, 우리 돈으로 20억 원이 넘습니다. 유전병 치료제가 비싼 이유는 개발하는 데 많은 비용이 들어가고 상대적으로 그 질환을 가진 환자 수가 적기 때문입니다. 산술적으로 계산해도 개발비를 환자 수만큼 나눠서 치료제 가격을 책정해야 하니 가격이 높을 수밖에 없습니다. 제약 회사가 개발 비용을 줄일 수는 없을까요? 개발비를 줄이려면 약을 만드는 일정을 줄여야 하는데, 그러면 그 약의 안전성과 효과를 충분히 검증하지 못하는 문제가 생길 가능성도 있습니다.

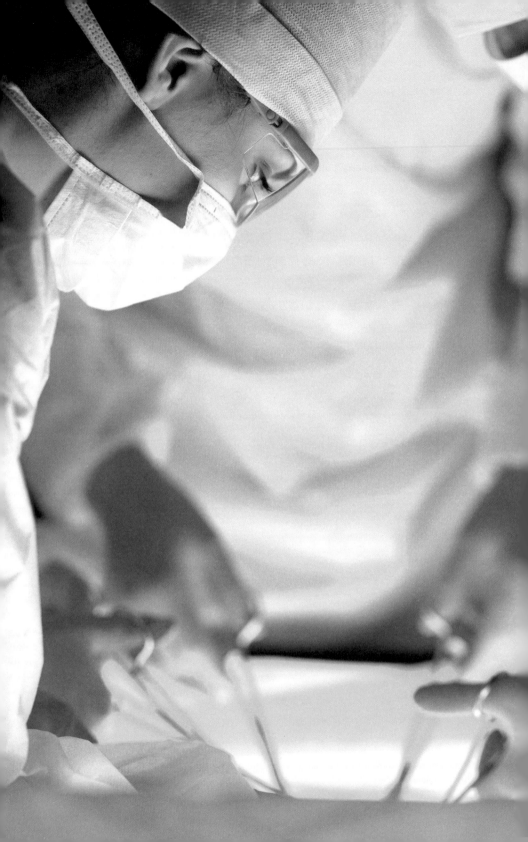

암 수술 후에도 완벽한 얼굴을 꿈꾼다

이정우, 경희대학교 치과대학 구강악안면외과학교실

오늘날 암 환자가 점차 늘어나고 있습니다. 암에 걸리면 수술, 항암제 투여, 방사선 치료 등 다양한 치료를 받는데요, 그중에서도 수술, 특히 구강암, 두경부암 등을 치료하기 위한 수술 후 얼굴이 많이 망가지는 것을 위주로 살펴보겠습니다. 이런 암에 걸린 환자는 심리적으로나 기능적으로 아주 힘들어합니다. 과거의 수술 사례와 현재 진행되는 기술, 미래에 바뀔 변화를 설명하겠습니다.

과거의 수술

암 제거 수술로 아래턱을 다 잘라버린 환자는 적절하게 회복시켜 주지 않으면 말을 못 할 뿐만 아니라 먹지도 못합니다. 입으로 음식물을 섭취하지 못한다면 위에 직접 구멍을 내서

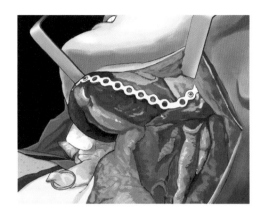

◆ 암 제거 수술

관을 통해 영양을 공급합니다. 외형적으로나 기능적으로 문제가 생기지만, 1960년대까지는 수술을 이런 식으로 할 수밖에 없었습니다.

과거에는 아래턱을 잘라내는 수술을 할 때 금속판으로 턱이 비뚤어지지 않을 정도로 맞췄습니다. 이 수술의 문제는 금속판이 잘 부러진다는 점이고, 부러지면 다시 수술해야 합니다. 또한 부러지지 않더라도 계속 치아가 없는 상태로 살아야만 합니다. 현재까지도 재건 수술은 난이도가 높아 이런 방식으로 수술하는 경우가 많습니다. 또한 암이 재발할 확률이 높다고 판단할 때 이렇게 수술을 합니다.

그러다가 개발한 방법은 종아리뼈를 이용한 수술입니다. 종아리뼈는 두꺼운 뼈와 얇은 뼈, 두 개가 있습니다. 그중 얇은 뼈를 비골(fibula)이라고 하는데요, 비골은 걸을 때 큰 영향을 끼치지 않아서 떼어 내도 큰 지장이 없습니다. 등에 있는 날개뼈를 떼기도 합니다. 이

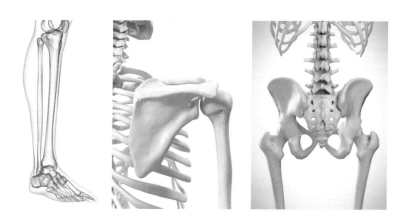

◆ 소실된 턱뼈는 종아리 얇은 뼈나 날개뼈, 엉덩이뼈를 이용해 만들어 줍니다.

두 뼈가 턱 모양이랑 비슷하거든요. 혹은 엉덩이에서도 뼈를 떼요. 그런데 문제는 '6cm룰'입니다. 떼어 내는 뼈가 6cm를 넘으면 그 뼈는 죽어 버리기 때문입니다. 따라서 뼈와 뼈에 영양을 공급하는 혈관을 같이 떼서 그 혈관을 목에 있는 혈관에 연결해야 합니다. 미세혈관문합술(Microvascular Anastomosis)이라고 해서 매우 난이도가 높은 수술이죠. 이 수술의 난이도가 높은 이유는 머리카락보다 얇은 실을 현미경을 보고 꿰매야 하기 때문입니다. 혈관을 잘 봉합하는 일이 수술의 성패를 결정합니다. 이 작업이 제대로 안 되면 힘들게 다리에서 뜬은 뼈가 괴사할 수 있습니다. 그러면 다시 뜯어 버려야 돼요.

더 큰 문제는 수술을 성공하려면 일자 형태의 종아리뼈를 U자 모양의 아래턱 형태로 만들어 줘야 한다는 겁니다. 뼈를 분할하고, 모양을 만들어 다시 조립하는 일입니다. 경험이 적은 의사뿐 아니라 베테랑

암 수술 후에도 완벽한 얼굴을 꿈꾼다

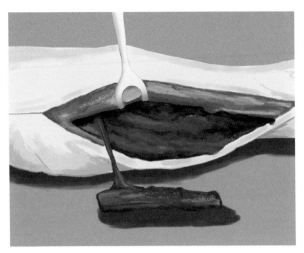

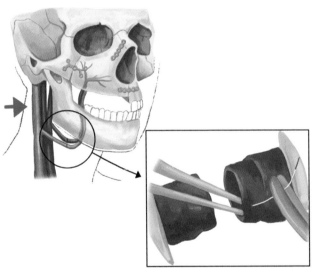

◆ 아래턱 수술

뗀 조직이 생체 내에서 살아남으려면 조직에 혈류가 공급돼야 합니다. 따라서 뼈에 있는 혈관과 목에 있는 혈관을 연결하는 수술은 수술의 성패를 결정합니다. 채취하는 뼈 형태를 잘 만들어야 수술 후 환자의 얼굴 형태를 성공적으로 복원할 수 있고요. 수술 경험이 부족하면 이 두 과정에서 시간이 오래 걸리고 수술의 성공 여부에 영향을 끼치게 됩니다.

당신이 생각조차 못 해 본 30년 후 의학 이야기

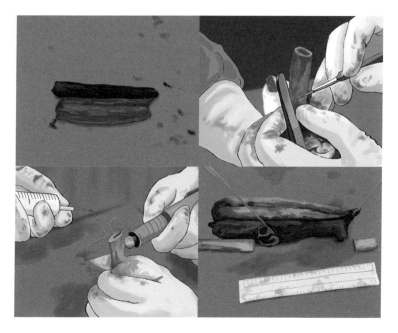

◆ 안면뼈 만들기
종아리에서 뼈를 떼면, 외과의사가 경험에 기반해 뼈를 갈고 잘라 안면뼈 형태로 만드는 과정을 거칩니다.

의사에게도 시간이 많이 걸리고 스트레스가 심한 일입니다. 여기서 잠깐 생각해 보겠습니다. 혈관을 붙여서 뼈를 뜯었어요. 혈류가 공급이 안 되는 사이에 뼈를 갈아 냅니다. 이때 뼈를 가는 시간이 길면 길어질수록 실패할 가능성이 높아지는데요. 경험이 적은 의사가 이 수술에 도전했다가 실패하면 어떨까요? 수술을 아예 포기하게 됩니다.

이 과정을 잘 넘겼더라도 의사들도 결국 나이를 먹잖아요. 나이가 들면 손이 떨리고 눈이 안 보입니다. 현미경으로 본다고 해도 머리카

암 수술 후에도 완벽한 얼굴을 꿈꾼다

락보다 얇은 실을 목에 꿰맬 때 손이 떨리고 눈이 안 보인다면 실패할 확률이 높아지는 거죠. 그만큼 난이도가 높은 수술이라 국내 치과병원에서 이 수술을 하는 사람이 채 20명 정도밖에 안 됩니다. 전체 치과의사가 3만 명 정도니까 얼마나 어려운 수술인지 짐작할 수 있습니다.

뼈를 자르고 혈관을 봉합하는 것도 힘들지만, 더 큰 문제는 허혈 시간입니다. 허혈 시간은 생체에서 뼈와 조직을 떼 다른 조직으로 이식하기까지 걸리는 시간입니다. 이 시간이 평균적으로 2시간이 넘으면 실패할 확률이 증가한다고 알려져 있습니다.

또 다른 문제는 외과의사의 수술 경험에 따라 결과가 달라질 수 있다는 겁니다. 뼈를 U자 모양으로 만들지 않고 일자로 넣으면 얼굴 모양이 찌그러져 버립니다. 얼굴 모양 재건에는 성공했으나 환자의 만족도가 많이 떨어지는 거죠. 혹은 금속판들이 바깥으로 노출돼서 다시 뜯어내야 되는 경우들도 많았습니다.

현재의 수술

4차 산업혁명 시대 선구자들은 새로운 기술을 도입했습니다. 3D 프린팅 기술이 그것인데요, CT를 촬영하고, 그 단면을 모아 3차원으로 만들어서 3D 프린팅을 합니다. 그러면 의사는 수술하기 전에 사람 뼈가 이렇게 생겼구나 하고 실체를 보는 거죠. 어느 부분에 나쁜 병소가 있으니까 이 부분을 떼어 내야겠다고 수술 시뮬레이션을 해 봅니다. 경희대학교 병원은 1990년대 초반부터

당신이 생각조차 못 해 본 30년 후 의학 이야기

시행하고 있습니다.

재주 많은 의사는 적절한 재료를 응용하기도 합니다. 틀니를 만들 때 쓰는 왁스로 사람 턱과 비슷하게 본을 뜹니다. 본을 뜨고 나서 거푸집이 생기면 거기에 레진을 채워요. 이 과정을 통해 뼈를 어느 정도 꺾어서 넣을 수 있는지 미리 예측해 보는 겁니다. 이렇게 제작한 레진 모형을 실제 수술 방으로 가져가는 거죠. 여기서 또 한 가지 중요한 건 이 과정을 통해 허혈 시간도 줄일 수 있다는 겁니다. 성공률이 높

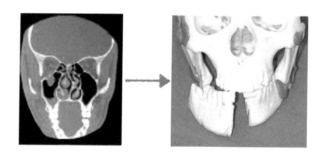

◆ 3D 프린팅 기술

CT를 촬영해 그 단면을 모아 3차원으로 만드는 3D 프린팅 기술을 통해 수술 시뮬레이션을 할 수 있습니다.

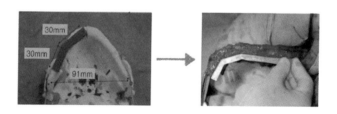

◆ 안면뼈 모형 제작

치과용 왁스를 이용해 해당 부분의 형태를 만든 뒤, 이를 레진으로 대치해서 실제 수술에 이용합니다. 종아리뼈와 혈관을 분리하기 전에 먼저 형태를 만들기 때문에 수술 시간에 큰 영향을 주지 않습니다.

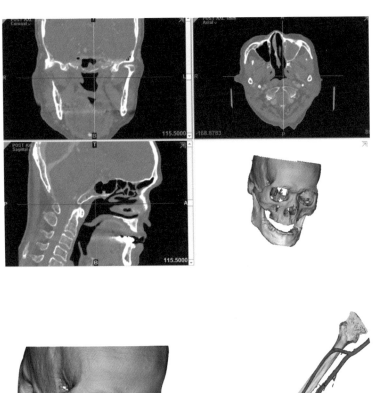

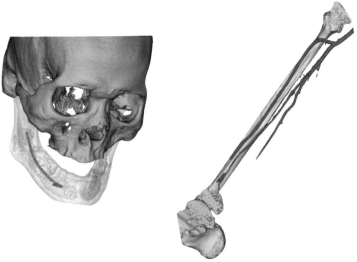

◆ 컴퓨터 시뮬레이션과 3D 프린팅을 이용한 안면뼈 재건

당신이 생각조차 못 해 본 30년 후 의학 이야기

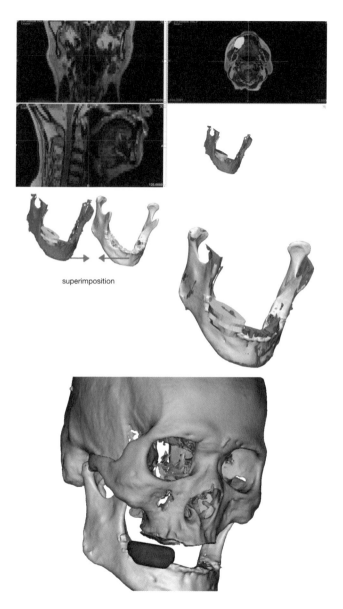

◆ MRI 촬영 사진을 조합한 3D 프린팅

암 수술 후에도 완벽한 얼굴을 꿈꾼다

아지는 거죠. 그래서 비교적 편하게 수술할 수 있고요. 이 방법은 현재 많은 병원에서 쓰고 있는 방법입니다.

3차원 모델과 3D 프린팅을 활용한 수술 방법은 2009년 처음 논문이 나온 이후 점점 늘어나는 추세입니다. 그 방법을 차근차근 살펴보겠습니다. 먼저 CT 촬영한 단면 사진을 모아서 컴퓨터로 3차원 모델을 만들어 놓습니다. CT 사진상 뼈가 녹은 건 알기 쉬운데, 나쁜 병이 어디에 있는지는 알기가 쉽지 않아요. 그래서 MRI로 촬영한 사진을 컴퓨터로 조합합니다. MRI에서는 병소들이 비교적 잘 보이기 때문입니다. 이 조합 결과를 바탕으로 수술에 대한 시뮬레이션을 합니다. 수술 전후를 3차원으로 구현했기 때문에 실패를 줄일 수 있고요. 지금은 이 시뮬레이션을 모아 수술 가이드라인을 만들었습니다. 다양한 임상 사례를 마치 레고 맞추듯이 경험할 수 있게 된 겁니다. 그런데 이 방법은 앞서 살펴본 재건 수술에만 이용되는 게 아니라 양악 수술에도 응용합니다.

그런데 이 방법은 미국과 유럽 몇 군데 병원, 국내에도 몇 곳 없습니다. 왜냐하면 국산화한 곳이 없거든요. 대부분 수입입니다. 또 시뮬레이션 하는 소프트웨어가 있지만, 배우기가 매우 힘들고 시간도 오래 걸립니다. 기능이 많아서 좋지만 실제로 환자를 수술할 의사가 배우기가 힘들어 대부분 엔지니어가 해 줘야 합니다. 이때 엔지니어와 의사소통도 문제입니다. 여기 1㎜를 높이고 싶은데, 반대로 낮춰 버리면 수술이 거꾸로 되잖아요. 이 소프트웨어는 아주 비싸기도 합니다. 그래서 경희대 병원에서는 한국과학기술연구원(KIST)과 함께 직접

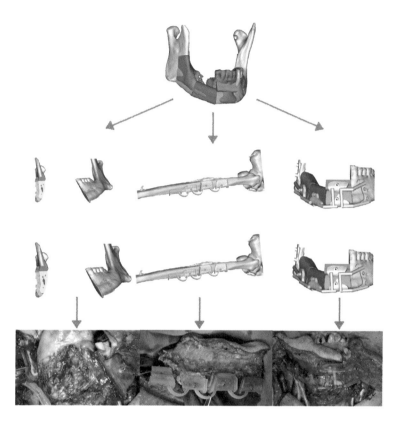

◆ 3D 프린팅을 실제 수술실에서 이용하는 모습

만들었습니다.

　이렇게 막상 만든 결과물은 쓰기가 생각보다 힘듭니다. 2차원 CT를 한 컷, 한 컷 손으로 그리는 게 보통 일이 아니거든요. 그래서 고민 끝에 세그멘테이션(segmentation)이라는 과정에 인공지능 기법을 결합했습니다. 소프트웨어를 많이 다뤄 본 제가 위턱뼈, 아래턱뼈를 분리하는 데 1시간이 걸립니다. 그런데 인공지능으로 하면 5초면 됩니다. 인공지능이 완벽하지는 않아서 또 수정을 하면, 인공지능은 그 수정 사항을 학습합니다. 그렇게 저와 인공지능이 몇 차례 피드백을 주고 받으면 정확도가 높아지는 거죠. 여기에서 더 나아가 저는 많은 사람이 참여할 수 있게 무료 웹 버전으로 올렸습니다. 이제는 오픈 소스의 시대잖아요.

마우스 클릭조차 필요 없는 AR, VR 버전도 3년 전부터 개발하고 있습니다. 지금 시점에서 문제는 기계의 해상도입니다. VR 고글을 쓰면 해상도가 낮아서 잘 보이지 않아 멀미가 날 정도거든요. 그러나 기술이 발전하면 해상도 문제는 곧 해결될 겁니다. 이런 시행착오를 거치면 후배 의사를 교육시킬 수 있는 장비로 활용해 완벽한 수술로 환자들의 고통을 덜 수 있을 겁니다.

미래의 수술

경희대학교 치과병원에서 보건복지부 지원(HI18C1224)을 받아 현재 연구 중인 것은 금속으로 필요한 뼈를 만드는 것입니다. 마치 터미네이터처럼 말이죠. 그렇게 만들어서 환자 몸에 맞춤형으로 넣어 버립니다. 치과 임플란트도 심어져 있고, 아래 턱뼈에는 관절까지 있습니다. 뿐만 아니라 관절와(fosa)까지 만들어서 인공적으로 심어 줍니다. 하지만 문제는 살(연 조직)은 안 된다는 겁니다. 보통 우리가 암을 떼어 내면 살과 뼈를 같이 뗄 수밖에 없습니다.

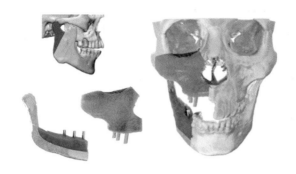

◆ 금속 3D 프린팅의 이용
뼈 대신 금속 3D 프린팅을 이용해 맞춤형 뼈를 만들어 주는 방법도 연구 중입니다. 다른 부위의 뼈를 떼지 않아도 되고, 수술 시간도 적게 걸리며, 실패 시 재수술도 용이합니다.

살을 재생시킬 수 없다는 게 첫 번째 한계입니다. 우리나라에서는 피부 재생 연구를 10여 차례 실험했다고 하는데요, 이 실험에도 한계가 있습니다. 피부를 제작하는 데까지 2~3주가 걸리는데, 암도 2~3주 내에 클 수 있잖아요. 암의 진행 때문에 병의 상태가 바뀔 수도 있다는 거죠. 두 번째로 몸 밖으로 금속이 노출된다면 방법이 없어요. 살 바깥으로 나오면 세균 감염의 온상지가 됩니다. 세균이 감염되면 다시 다 뜯어내야 합니다. 이게 현재까지 단점입니다.

그다음으로 대두되는 미래 기술은 바이오프린팅(Bioprinting)입니다. 이 방법은 CT 촬영을 해서 3차원 모델을 만들고, 프린터로 출력하는 거예요. 이 개념은 2009년 미국의 안토니 아탈라(Anthony Atala) 교수가 테드(TED)에서 발표했습니다. 아탈라 교수는 '사람의 신장을 인쇄하다'라는 주제로 강연을 했습니다. 기증자는 한정적인데 신장이

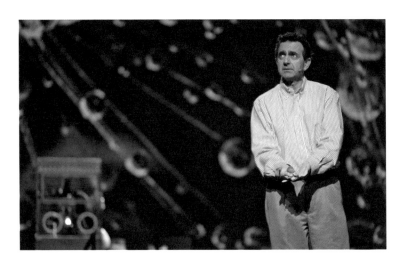

◆ 바이오프린팅으로 만든 신장을 들고 있는 아탈라 교수

CC BY 2.0 Steve Jurvetson

필요한 사람은 많으니 차라리 장기를 만들겠다는 겁니다. 그런데 드라마틱한 건 아탈라 교수가 발표하는 뒤에서 신장을 출력했다는 거예요. 과연 성공했을까요? 아쉽게도 실패했습니다. 10년이 지난 지금도 성공하지 못했습니다. 왜냐하면 신장에는 뼈보다 더 복잡한 기능이 있기 때문입니다. 신장은 불필요한 물을 빼고, 나쁜 것들을 걸러서 오줌으로 내보내는 일을 해야 하는데, 그 기능을 못 하는 거죠. 더 큰 문제는 인쇄한 신장이 체내에 들어갔을 때 살아남지 못한다는 겁니다. 혈관이 연결돼서 신장한테 영양분을 공급해 줘야 살아남는데, 현재까지도 이 과정이 완전히 해결되지 않고 있습니다. 이후로 인공 신장에 줄기 세포도 넣어 보는 등 많은 시도가 있었지만 성공하지 못했습니

당신이 생각조차 못 해 본 30년 후 의학 이야기

다. 피부나 혈관도 되지만, 거기까지가 한계예요. 뼈도 아직 힘듭니다. 앞서 이야기한 것처럼 뼈는 6㎝가 넘어가면 여기에 어떤 걸 넣어서 출력해도 뼈가 안 되는 거예요.

강남성모병원과 한 바이오프린팅 회사가 공동으로 진행한 국내 임상 사례를 살펴볼까요. 한 아이가 어렸을 때 암 때문에 눈 밑에 있는 뼈를 제거해서 눈이 비대칭이었습니다. 그래서 플라스틱 소재인 바이오폴리머(biopolymer)를 이용해 뼈의 윤곽을 잡았습니다. 문제는 바이오폴리머가 사람 몸속에 들어가면 녹기 때문에 뼈가 안 된다는 거죠. 추적조사를 했더니 바이오폴리머가 녹으면서 살(흉터 조직)로 채워졌습니다. 얼굴 모양을 잡아 주는 상태가 안정적으로 유지되고, 뼈가 돼야 임플란트를 심거나 이를 만들 텐데 그게 아직도 어렵습니다.

암 수술 후에도 완벽한 얼굴을 꿈꾼다

Q 수술용 시뮬레이션이 훨씬 더 정확해져서 AR, VR이 상용화 될 시점은 언제일까요?

A 개인적인 생각으로는 5년 뒤면 가능할 것 같습니다. 지금은 비싼 가격 때문에 못 하기 때문에 저희가 만든 걸 무료로 배포하려고 합니다. 무엇보다 의사는 임상 시험에 대한 기술이 필요한데, 생물학자와 공학자는 자신이 만든 기술을 어디에 쓸지 모르는 경우가 많습니다. 서로 토론하면 좋은 데이터도 많이 모이고, 임상 시험을 통해 업그레이드되지 않을까 싶고요. 그리고 이 분야는 변화 속도가 빠릅니다. 5년 뒤에 VR로 완벽한 외과 수술을 하고, 30년 후에는 알약을 먹으면 암이 없어지는 게 제일 좋죠. 혹은 유전자 가위 같은 걸로 '암 잘라 버려, 편집해' 그러면 제일 좋지 않을까 싶습니다. 그러면 저는 실업자가 되겠죠.

Q 영화 〈페이스오프〉처럼 얼굴을 이식할 수 있나요?

A 실제로 몇몇 사례가 있습니다. 무려 30시간이 걸릴 만큼 아주 힘든 수술입니다. 기증자로부터 피부와 뼈를 떼는 팀도 있어야 하고, 그걸 가공하는 팀 그리고 붙이는 팀도 있어야 합니다. 당연히 의사도 많이 필요합니다. 이와 관련한 논문을 본 적이 있는데요, 면역 반응 때문에 실패한다고 합니다. 사람마다 질병과 면역이 다르기 때문입니다. 실제 이식 후 사망한 사례도 있고요. 또한 정신과학적인 문제도 있습니다. 수혜자가 바뀐 얼굴에 적응 못 하는 거예요. 다른 사람 얼굴이 들어가니까.

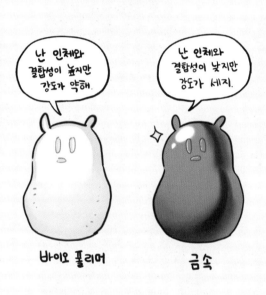

바이오 폴리머　　　　　금속

암 수술 후에도 완벽한 얼굴을 꿈꾼다

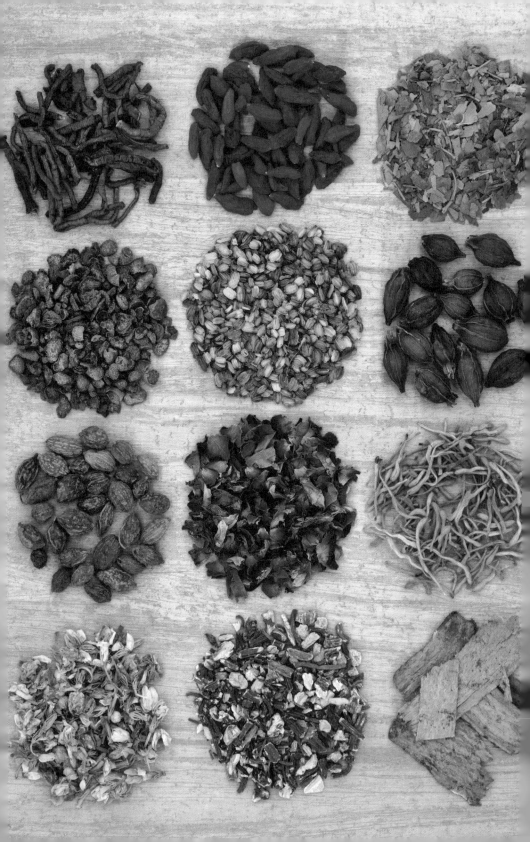

한의학 기반 의약품 및 기능성 소재 개발

송정빈, 경희대학교 한의과대학 본초학교실

2016년 미국 화학회에서 발간하는 〈천연물학회지(Journal of Natural Products)〉에 흥미로운 논문이 실렸습니다. 과거부터 2014년까지 승인받은 전 세계 의약품 1,500여 종에 대해 기원 물질을 조사한 결과를 발표한 것인데요. 전체 의약품의 과반수가 천연물을 기원으로 하며, 특히 항암제의 경우 175개의 저분자 화합물 중 75%가 천연 화합물 또는 그 유도체, 유사체로 높은 비율을 보였습니다. 대표적인 천연물 유래 신약으로는 서양주목(*Taxus brevifolia* Nutt.) 껍질에서 개발된 항암제 택솔(Taxol)이 있습니다. 서양주목은 북아메리카 북서부에 자생하는 식물로 아메리카 원주민이 강장, 상처 치유, 통증 완화를 위해 오랫동안 사용해 왔습니다. 화학적 다양성을 가지며 임상 경험이 축적된 전통 천연물이 의약품 및 기능성 소재를 개발하는 데 있어 여전히 강점이 있음을 보여 주는 사례입니다.

우리나라는 2000년 '천연물신약연구개발촉진법'이 제정된 이래로 천연물을 이용한 의약품 연구 개발이 활발히 진행됐습니다. 현재까지 총 7개 품목이 천연물의약품 허가를 받았는데, 놀라운 점은 이들 모두 한약을 함유하며 효능, 효과가 한약의 전통적 사용례와 밀접한 관련이 있다는 것입니다.

한약을 활용한 의약품 및
건강기능식품 현황

2001년 조인스정을 시작으로 2012년 레일라정까지 총 7개의 제품이 천연물의약품으로 국내 식약처 허가를 받았습니다.(영진약품 유토마 허가 취소 제외) 이들 제품의 주원료를 살펴보면 시네츄라시럽의 아이비엽을 제외하고 모두 한의학에서 오랫동안 사용된 약재들입니다.

우리나라와 중국은 천연물, 특히 한약을 임상에 사용한 경험이 풍부한데요, 이러한 경험을 활용해 개발된 대표적인 의약품이 바로 조인스정입니다. 조인스정에 사용된 위령선, 괄루근, 하고초 등 약재 3종은《동의보감》,《본초강목》,《향약집성방》,《의학입문》,《광제비급》등 한국과 중국의 전통 서적에서 항염증 작용이 있을 것으로 기록된 약물들을 골라 관절염 실험 모델에서 항염 작용을 스크리닝해 선정됐습니다. 조인스정 외 다른 제품도 인정받은 효과가 각각 함유하는 한약의 전통적 사용례와 관련성이 높습니다.

No.	제품명	기업명	적응증	주원료	허가일
1	조인스정	SK케미칼	골관절염	위령선, 괄루근, 하고초	2001년 7월
2	스티렌정	동아ST	위염	애엽	2002년 6월
3	아피톡신주	구주제약	골관절염	봉독	2003년 5월
4	신바로캡슐	녹십자	골관절염	자오가, 우슬, 방풍, 두충, 구척, 흑두	2011년 1월
5	시네츄라시럽	안국약품	기관지염	아이비엽, 황련	2011년 3월
6	모티리톤정	동아ST	기능성 소화불량증	견우자, 현호색	2011년 5월
7	레일라정	한국피엠지	골관절염	당귀, 목과, 방풍, 속단, 오가피, 우슬, 위령선, 육계, 진교, 천궁, 천마, 홍화	2012년 3월

◆ 국내 천연물의약품 현황

조인스, 스티렌, 시네츄라, 모티리톤, 레일라 등 천연물의약품 대부분은 블록버스터급(연매출 100억 원 이상) 의약품으로 시장에 성공적으로 안착했습니다. 때문에 많은 제약사가 천연물의약품 개발에 투자를 이어 나가고 있습니다.

한편 한약재 중에는 식품으로 사용 가능한 것들이 있습니다. 흔히 식약 공용 한약재라고 합니다. 2012년 한의약산업과에서 발표한 논문에 따르면 《대한민국약전》 및 《대한민국약전외한약(생약)규격집》에 수재된 547개 품목 중 187개 품목(34%)이 식품 사용이 가능합니다.

몇몇 식약 공용 한약재는 이미 기능성 식품으로 제품화되어 주변에서 흔히 접할 수 있습니다. 숙취해소 음료와 간 건강 기능성 식품으로 판매되는 헛개나무 열매, 씨는 한의학에서 '지구자(枳椇子)'라고 불리는 약재입니다. 《전남본초》라는 중국 명나라 서적에 '술을 마셔서 생긴 독을 풀어줄 수 있다(能解酒毒)'라고 기록되어 있는 약재이지요.

2018년도 국내 건강기능식품 판매 실적 자료를 보면, 전통 한방 소재로 개발된 제품이 총 매출액 2조 5,221억 원의 약 절반을 차지할 정도로 큰 비중을 차지하고 있습니다. 건강기능식품의 원료는 크게 고시형과 개별인정형으로 구분됩니다. 고시형 원료는 '건강기능식품 공전'에 등재된 원료로 제조 기준, 기능성 등 요건에 적합하면 누구나 사용이 가능합니다. 반면 개별인정형의 경우 '건강기능식품 공전'에

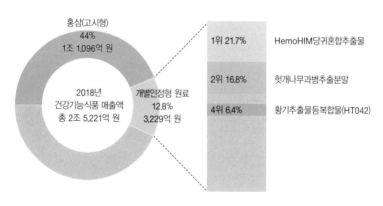

◆ 전통 한방 소재를 함유하는 건강기능식품의 매출 점유율

등재되어 있지 않은 원료로 영업자가 원료의 안전성, 기능성, 기준규격 등의 자료를 제출해 식약처의 인정을 받은 것이며, 인정받은 업체만이 원료를 사용할 수 있습니다. 2018년도 기준 건강기능식품 전체 매출의 12.8%를 차지하는 개별인정형 제품 중 상위 1위, 2위, 4위 품목이 전통 한방 소재로 개발됐으며, 세 품목의 비중은 개별인정형 전체 매출액의 45%를 차지했습니다. 또한 고시형 원료인 홍삼은 건강기능식품 전체 매출의 44%에 달합니다. 현재 많은 연구자들이 식약공용 한약재로 기능성 식품을 개발하고 있어 관련 제품 시장은 앞으로 계속 확대될 것으로 예상됩니다.

한의학의 강점

한의학을 기반으로 소재를 개발하는 데 있어 가장 큰 장점은 개발 시간과 비용의 절약입니다. 의약품 개발에는 긴 연구 기간과 막대한 비용이 소요되고, 높은 위험이 수반됩니다. 하나의 신약을 개발하는 데 평균적으로 만여 개의 물질을 스크리닝하고, 총 비용은 약 1조 원, 기간은 약 15년이 걸린다고 알려져 있습니다. 한약을 함유하는 국내 천연물의약품의 대부분은 비교적 적은 비용으로 단기간에 개발됐으며, 시판 후 시장에 성공적으로 자리매김해 높은 투자 효율성을 보여 주었습니다. 한약은 한국, 중국, 일본 등 여러 국가에서 오랫동안 사용됐기 때문에 약리 작용과 안전성에 대한 자료가 많습니다. 또한 이미 의약품 또는 건강기능식품 원료로 국내

제품명	개발 기간	총 개발비(억 원)	매출액
조인스정	1992~2001년	60	2019년 9월 누적 매출 4천억 원
스티렌정	1993~2002년	200	2018년 누적 매출 8천억 원
시네츄라시럽	2006~2011년	63	2018년 매출 319억 원 진해거담제 시장 약 28% 점유
레일라정	2002~2012년	69	연매출 200억 원대

◆ 투자 효율성이 높은 천연물의약품

신약개발 지원 현황, 복지부

외에서 승인받은 것들도 있습니다. 이러한 자료를 활용해 후보 물질 발굴에 걸리는 시간을 크게 단축할 수 있습니다. 또한 의약품 품목 허가 또는 기능성 원료 인정 시, 사용례를 근거로 일부 안전성 제출 자료를 면제받을 수도 있습니다.

또 다른 장점은 한약재에는 다양한 약리 성분이 함유되어 있어 다중 표적(multi-target) 기전을 가지며, 약재를 배합해 시너지 효과를 기대할 수 있다는 점입니다. 단일 표적(single target)에 작용하도록 설계된 약물은 암과 같은 다중 유전성 질환, 여러 장기에 영향을 미치는 당뇨, 면역 염증성 질환 등을 치료하는 데 한계가 있다고 알려져 있습니다. 다중 표적 치료법은 이러한 복잡한 질병 조절에 더 효과적이며, 약물 저항이 덜 일어난다고 알려져 있습니다.

물론 장점만 있는 것은 아닙니다. 한약재는 천연물이다 보니 그 품

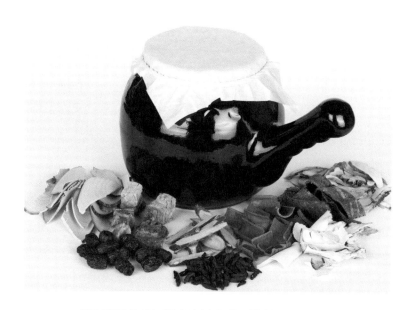

◆ 전통 의학은 약재를 배합해 시너지 효과를 발휘하는 것이 장점입니다.

질이 여러 가지 요소에 의해 영향을 받습니다. 동일한 식물이더라도 산지, 기후, 채취 시기, 건조, 가공, 저장 조건 등에 따라 성분과 함량이 크게 달라질 수 있습니다. 때문에 체계적인 품질 관리가 필수적입니다. 또한 임상 유효성에 대한 근거가 대개 무작위임상연구(RCT), 메타분석(meta-analysis) 결과보다는 증례 보고인 것이 제한점입니다. 앞으로 잘 통제된 임상 연구를 통해 유효성을 확립함으로써 보완해 나가야 할 것입니다.

한의학 기반
식의약품 개발 전략

　　　　　　　　한의학 정보는 얼마나 많고 어떻게 활용
할 수 있을까요? 지금까지 한의학 문헌에 기록된 천연물 정보를 살펴
보면 단일 약재가 약 1만여 종, 약재를 복합한 처방은 약 10만여 종이
나 기록되어 있습니다. 한의학에서 사용되는 약재는 크게 식물성, 동
물성, 광물성으로 분류되는데 나무의 뿌리(本)와 풀(草)이 대부분을 차
지하므로 흔히 한약재를 '본초(本草)'라고 하며, 본초를 연구하는 학문
을 본초학(本草學)이라고 합니다. 현존하는 가장 오래된 본초학 서적
인 《신농본초경(神農本草經)》에는 약물 365종이 수록됐는데, 2천 년의
세월을 거치면서 주요 본초학 서적에 수록된 약물 개수는 점점 늘어
나 현재 약 만여 종에 이르렀습니다. 약물을 배합한 처방의 경우, 송
나라 때 국가에서 편찬한 서적에는 약 2만여 종이 수록됐는데 현재는
10만여 종까지 늘어났습니다. 참고로 유네스코 세계기록문화유산으
로 등재된 허준의 《동의보감(東醫寶鑑)》에는 1,212종의 약물과 4,497
종의 처방이 수록되어 있습니다.

　이 많은 문헌으로부터 얻을 수 있는 정보는 무궁무진합니다. 특히
천연물을 연구 개발하는 데 있어 도움이 되는 귀중한 정보를 얻을 수
있지요. 예를 들어 어떤 식물의 어느 부위를 사용해야 하는지, 주산지
는 어디이며 어느 지역 것이 약효가 특별히 뛰어난지, 최적 효과를 얻
으려면 어떻게 채집하고 가공해야 하는지 알 수 있습니다. 또한 시대
별로 효능과 적응증이 어떻게 기록되어 왔는지, 적절한 복용 방법과

서명	출판 연도	약재 개수
신농본초경(神農本草經)	진한(秦漢, 기원전 221~서기 220) 추정	365
신수본초(新修本草)	당(唐), 659년	844
개보본초(開寶本草)	송(宋), 974년	983
가우본초(嘉祐本草)	송(宋), 1061년	1,082
증류본초(證類本草)	송(宋), 1159년	1,746
본초강목(本草綱目)	명(明), 1590년	1,892
중화본초(中華本草)	1999년	8,980

◆ 역대 주요 본초서

서명	출판 연도	처방 개수
태평성혜방(太平聖惠方)	송(宋), 992년	1만 6,834
성제총록(聖濟總錄)	송(宋), 1111~1117년	약 2만
보제방(普濟方)	명(明), 15세기 초	6만 1,739
향약집성방(鄉藥集成方)	조선, 1433년	2,803
동의보감(東醫寶鑑)	조선, 1610년	4,497
중의방제대사전(中醫方劑大辭典)	1993년	약 10만

◆ 한의학 서적에 수록된 처방 개수

복용량은 얼마인지, 상승 작용을 위해 함께 복용하면 좋은 약재는 무엇인지, 오랫동안 복용해도 인체에 무해한지, 관찰되는 부작용은 무엇인지 등을 알 수 있습니다.

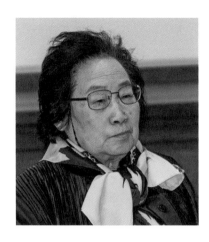

◆ 노벨 생리의학상을 받은 투유유 교수
CC BY-SA 4.0 Bengt Nyman

한의학 정보를 활용하여 개발된 대표적인 신약으로 말라리아 치료제 아르테미시닌(artemisinin)이 있습니다. 2015년 중국 투유유 교수는 한약재 청호(靑蒿, 개똥쑥의 지상부)로부터 이 성분을 발견한 공로로 노벨 생리의학상을 수상했죠. 실험 당시 청호는 기생충 성장에 대해 억제 효과가 있었지만 재현성을 보이지 않았습니다. 투 교수는 이 문제를 해결하려고 한의학 문헌을 고찰했고, 그 결과 3세기 갈홍(葛洪)이 저술한《주후비급방(肘後備急方)》이란 처방서에서 해결의 실마리를 찾았습니다. 일반적으로 한약은 물로 끓여서 복용하죠. 그런데 이 책에는 '청호 한 줌을 물 두 되에 담그고, 즙을 짜내어 모두 복용하라(靑蒿一握, 以水二升漬, 絞取汁, 儘服之)'라고 적혀 있습니다. 이를 통해 추출 시 가해지는 열이 유효 성분을 파괴했을 것이라는 아이디어를 얻었고, 낮은 온도에서 추출한 결과 더 좋은 효과를 보이는 것을 확인했습니다. 이렇게 추출법을 변경한 후 성분 분리를 통해 유효 성분인 아르테미시닌을 발견하였습니다.

이렇듯 전통 지식을 참고하면 의약품 또는 기능성 소재를 개발할 때 많은 도움이 됩니다. 소재 발굴에 더 적극적으로 한의학 지식을 활

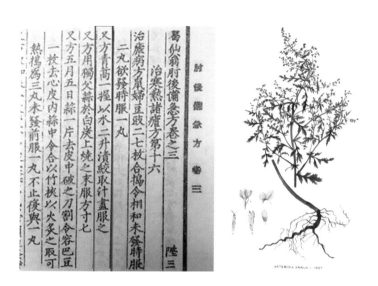

◆ 투유유 교수가 추출법에 대해 중요한 아이디어를 얻은
《주후비급방》의 한 부분과 청호(靑蒿)의 기원 식물인 개똥쑥

용하고 싶다면 한의학의 바탕이 되는 사상인 천인합일(天人合一), 음양
오행(陰陽伍行), 정체관(整體觀) 등을 이해하는 것이 필요합니다. 어떤
학문이든 기초 이론과 용어를 이해해야 지식이 쌓이고 활용을 할 수
있기 마련입니다. 더불어 한의학 역사는 기원전으로 거슬러 올라갈
만큼 오래됐기에 각 시대상에 대한 이해가 있다면 더욱 좋습니다.

Q 천연 약재는 계절에 따라 효능도 다른가요?

A 약재에 있는 유효 성분 함량이 계절에 따라 다르기 때문에 적절한 시기에 채취하지 않으면 효능이 낮을 수 있습니다. 일반적으로 약용 부위에 따라 채취 시기가 구분됩니다. 예를 들어 뿌리 약재는 가을이나 겨울에 채취하지요. 채취 시기뿐만 아니라 산지, 저장 조건, 가공, 제형, 추출 방법 등이 한약 효능에 영향을 미치는 대표적인 요인입니다.

점점 뚱뚱해지는 현대인

1. 프란시스 들프슈, 베르나르 메르, 엠마뉘엘 모니에, 미셸 홀스워스, 부희령 옮김, 《강요된 비만》, 거름, 2012

2. 로버트 러스티그, 이지연 옮김, 《단맛의 저주》, 한국경제신문사, 2018

3. 마이클 파워, 제이 슐킨, 김성훈 옮김, 《비만의 진화》, 컬처룩, 2014

4. 유르겐 브라터, 이온화 옮김, 《정장을 입은 사냥꾼》, 지식의숲, 2009

5. David Cutler 2003 Why Have Americans Become More Obese? J Econ Perspect 17: 93-118.

6. Klimentidis YC, Beasley TM, Lin HY, Murati G, Glass GE, Guyton M, Newton W, Jorgensen M, Heymsfield 6SB, Kemnitz J, Fairbanks L & Allison DB 2011 Canaries in the coal mine: a cross-species analysis of the plurality of obesity epidemics. Proc Biol Sci 278: 1626-1632.

7. Maliha Agha, & Riaz Agha 2017 The rising prevalence of obesity: part A: impact on obesity health. Int J Surg Oncol (N Y) 2(7): e17.

8. Boyle JP, Honeycutt AA, Narayan KM, Hoerger TJ, Geiss LS, Chen H & Thompson TJ 2001 Projection of diabetes burden through 2050: impact of changing demography and disease prevalence in the U.S. Diabetes Care 24: 1936-40.

9. Basu S, Yudkin JS, Kehlenbrink S, Davies JI, Wild SH, Lipska KJ, Sussman JB, Beran D 2019 Estimation of global insulin use for type 2 diabetes, 2018-30: a microsimulation analysis. Lancet Diabetes Endocrinol 7: 25-33.

10. http://www.usnews.com/news/blogs/data-mine/2014/12/03/futurology-more-than-40-percent-of-america-could-be-fat-by-2050

11. https://www.medscape.com/viewarticle/889314

점점 나이 드는 사회

1. 고령화 사회를 대비하기 위한 필요 R&D 조사 분석 및 기획 연구 보고서, 2015, 미래창조과학부

2. The ageing systemic milieu negatively regulates neurogenesis and cognitive function. Villeda SA, Luo J, Mosher KI, Zou B, Britschgi M, Bieri G, Stan TM, Fainberg N, Ding Z, Eggel A, Lucin KM, Czirr E, Park JS, Couillard-Després S, Aigner L, Li G, Peskind ER, Kaye JA, Quinn JF, Galasko DR, Xie XS, Rando TA, Wyss-Coray T. Nature. 2011 Aug 31;477(7362):90-4.

3. Gut Microbiota Regulate Motor Deficits and Neuroinflammation in a Model of Parkinson's Disease. Sampson TR, Debelius JW, Thron T, Janssen S, Shastri GG, Ilhan ZE, Challis C, Schretter CE, Rocha S, Gradinaru V, Chesselet MF, Keshavarzian A, Shannon KM, Krajmalnik-Brown R, Wittung-Stafshede P, Knight R, Mazmanian SK1. Cell. 2016 Dec 1;167(6):1469-1480.

4. Alzheimer Disease: An Update on Pathobiology and Treatment Strategies. Long JM, Holtzman DM. Cell. 2019 Oct 3;179(2):312-339.

5. Missing pieces in the Parkinson's disease puzzle.Obeso JA, Rodriguez-Oroz MC, Goetz CG, Marin C, Kordower JH, Rodriguez M, Hirsch EC, Farrer M, Schapira AH, Halliday G. Nat Med. 2010 Jun;16(6):653-61.

환경 오염 물질과 미생물

1. Campbell, Reece외, (2015). Campbell Biology 10th ed., Pearson.

2. Taylor 외 (역자: 김명원외), (2018. Campbell Biology 생명과학 개념과 현상의 이해 9판, ㈜라이프사이언스.

3. Ellis, L. B., & Wackett, L. P. (2012). Use of the University of Minnesota Biocatalysis/Biodegradation Database for study of microbial degradation. Microbial informatics and experimentation, 2(1), 1-10.

4. Gwenzi, W., Mangori, L., Danha, C., Chaukura, N., Dunjana, N., & Sanganyado, E. (2018). Sources, behaviour, and environmental and human health risks of high-technology rare earth elements as emerging contaminants. Science of the Total Environment, 636, 299-313.

5. Richardson, S. D., & Kimura, S. Y. (2017). Emerging environmental contaminants: Challenges facing our next generation and potential engineering solutions. Environmental technology & innovation, 8, 40-56.

6. TWAP (Transboundary Waters Assessment Program) Report (2015). TWAP.

7. ITOPF (international tanker Owners Pollution Federation Ltd), 2018. Major Oil-spill Accidents in the World. ITOPF.

8. Head, I.M., Jones, D.M., and Roling, W.F.M. (2006) Marine microorganisms make a meal of oil. Nature Reviews Microbiology 4(3), 173-82.

9. Barboza, L. G. A., Vethaak, A. D., Lavorante, B. R., Lundebye, A. K., & Guilhermino, L. (2018). Marine microplastic debris: An emerging issue for food security, food safety and human health. Marine pollution bulletin, 133, 336-348.

10. World Health Organization, https://www.who.int/health-topics/air-pollution #tab=tab_1.

11. Grindler, N. M., Allsworth, J. E., Macones, G. A., Kannan, K., Roehl, K. A., & Cooper, A. R. (2015). Persistent organic pollutants and early menopause in US women. PloS one, 10(1), e0116057.

12. Yin, S., Tang, M., Chen, F., Li, T., & Liu, W. (2017). Environmental exposure to polycyclic aromatic hydrocarbons (PAHs): the correlation with and impact on reproductive hormonees in umbilical cord serum. Environmental pollution, 220, 1429-1437.

13. NIH (National Institutes of Health), Human Microbiome Project (HMP), http://nihroadmap.nih.gov/hmp/, https://hmpdacc.org/hmp/

14. Koppel, N., Rekdal, V. M., & Balskus, E. P. (2017). Chemical transformation of

xenobiotics by the human gut microbiota. Science, 356(6344), eaag2770.

15. Shrestha, E., White, J. R., Yu, S. H., Kulac, I., Ertunc, O., De Marzo, A. M., & Sfanos, K. S. (2018). Profiling the urinary microbiome in men with positive versus negative biopsies for prostate cancer. The Journal of urology, 199(1), 161–171.

환경호르몬과 생식 건강

1. Kim et al. (2020). Association of lifestyle factors with pthalate metabolites, bisphenol A, paraben and triclosan concentrations in breast milk of Korean mothers. Chemosphere, in press

2. Lee et al. (2018). Bisphenol A distribution in serum, urine, placenta, breast milk, and umbilical cord serum in a birth panel of mother–neonate pairs. Science of the Total Environment. 616:1494–1501.

3. Kim et al. (2018). Association between maternal exposure to major phthalate, heavy metals and persistent organic pollutants, and neurodevelopmental performances of their children at 1 to 2 years of age– CHECK cohort study. Science of the Total Environment,624:377–384.

4. Sifakis et al. (2017). Human ecposure to endocrine disruptors chemicals: effects on the male and female reproductive system. 51: 56–70

5. Jurewicz et al. (2011). Exposure to phthalates: reproductive outcome and children health. A review of epidemiological studies. International Journal of Occupational Medicine and Environmental Health. 24(2): 115–141.

6. Ziv–Gal et al. (2016). Evidence for bisphenol A–induced female infertility– Review (2007-2016). Fertility and Sterility. 106(4):827–856.

7. Cho. (2012). Epigenetic control of endocrine disrupting chemicals on gynecological disease: focused on phthalate. Korean Journal of Obstetric and Gynecology. 55(9): 619–628.

맞춤형 영양과 건강

1. Bao Y, Han J, Hu FB, Giovannucci EL, Stampfer MJ, Willett WC, Fuchs CS. Association of nut consumption with total and cause-specific mortality. N Engl J Med. 2013;369(21):2001-11.

2. Bashiardes S, Godneva A, Elinav E, Segal E. Towards utilization of the human genome and microbiome for personalized nutrition. Curr Opin Biotechnol. 2018;51:57-63.

3. Du H, Li L, Bennett D, Guo Y, Key TJ, Bian Z, Sherliker P, Gao H, Chen Y, Yang L, Chen J, Wang S, Du R, Su H, Collins R, Peto R, Chen Z; China Kadoorie Biobank Study. Fresh Fruit Consumption and Major Cardiovascular Disease in China. N Engl J Med. 2016;374(14):1332-43.

4. Forouhi NG, Krauss RM, Taubes G, Willett W. Dietary fat and cardiometabolic health: evidence, controversies, and consensus for guidance. BMJ. 2018;361:k2139.

5. Hammond MI, Myers EF, Trostler N. Nutrition care process and model: an academic and practice odyssey. J Acad Nutr Diet. 2014;114(12):1879-94.

6. Noecker C, Borenstein E. Getting Personal About Nutrition. Trends Mol Med. 2016;22(2):83-85.

7. Qi Q, Chu AY, Kang JH, Jensen MK, Curhan GC, Pasquale LR, Ridker PM, Hunter DJ, Willett WC, Rimm EB, Chasman DI, Hu FB, Qi L. Sugar-sweetened beverages and genetic risk of obesity. N Engl J Med. 2012;367(15):1387-96.

8. Zeevi D, Korem T, Zmora N, Israeli D, Rothschild D, Weinberger A, Ben-Yacov O, Lador D, Avnit-Sagi T, Lotan-Pompan M, Suez J, Mahdi JA, Matot E, Malka G, Kosower N, Rein M, Zilberman-Schapira G, Dohnalová L, Pevsner-Fischer M, Bikovsky R, Halpern Z, Elinav E, Segal E. Personalized Nutrition by Prediction of Glycemic Responses. Cell. 2015;163(5):1079-1094.

9. [book] Segal E and Elinav E. The Personalized Diet: The Pioneering Program to Lose Weight and Prevent Disease. Grand Central Life & Style, 2017

10. www.personalnutrition.org

크리스퍼 캐스9, 유전자 편집 기술

1. Barrangou et al. CRISPR provides acquired resistance against viruses in prokaryotes. Science. 2007 Mar 23;315(5819):1709-12.

2. Jinek et al. A programmable dual-RNA-guided DNA endonuclease in adaptive bacterial immunity. Science. 2012 Aug 17;337(6096):816-21.

3. Shinagawa et al. Nucleotide sequence of the iap gene, responsible for alkaline phosphatase isozyme conversion in Escherichia coli, and identification of the gene product. Journal of Bacteriology. 1987 Dec 169 (12): 5429－5433.

4. Galizi, R., Doyle, L., Menichelli, M. et al. A synthetic sex ratio distortion system for the control of the human malaria mosquito. Nat Commun 5, 3977 (2014). https://doi.org/10.1038/ncomms4977

5. https://news.joins.com/article/23313507

6. https://www.fda.gov/animal-veterinary/animals-intentional-genomic-alterations/aquadvantage-salmon-fact-sheet

7. http://scent.ndsl.kr/site/main/archive/article/바나나가-멸종위기에-빠졌다고 https://www.bbc.com/korean/news-42902367

8. https://www.npr.org/sections/thesalt/2017/10/23/559060166/crispr-bacon-chinese-scientists-create-genetically-modified-low-fat-pigs

9. Park et al. Functional Correction of Large Factor VIII Gene Chromosomal Inversions in Hemophilia A Patient-Derived iPSCs Using CRISPR-Cas9. Cell Stem Cell. 2015 Aug 6;17(2):213-20. doi: 10.1016/j.stem.2015.07.001. Epub 2015 Jul 23.

10. https://www.technologyreview.com/s/613666/crispr-pig-organs-are-being-implanted-in-monkeys-to-see-if-theyre-safe-for-humans/1   루이 드 브로이(Louis de Broglie)의 박사학위논문 1963년 개정판. Pais의 *Subtle is the Lord*,

한의학 기반 의약품 및 기능성 소재 개발

1. Newman DJ, Cragg GM. Natural Products as Sources of New Drugs from

1981 to 2014. J Nat Prod. 2016;79(3):629-61.

2. 박광식, 김환수, 안재석, 김택수, 박병욱, 곽의종, 한창균, 조용백, 김기협. 항염작용을 갖는 신규 생약복합제 SK1306X의 분리 및 항염작용. 약학회지. 1995;39(4):385-94.

3. 권기태. 식약공용 한약재의 관리 방안에 관한 연구. 대한본초학회지. 2012;27(2):25-9.

4. Zimmermann GR, Lehár J, Keith CT. Multi-target therapeutics: when the whole is greater than the sum of the parts. Drug Discov Today. 2007;12(1-2):34-42.

5. Tu Y. The discovery of artemisinin (qinghaosu) and gifts from Chinese medicine. Nat Med. 2011;17(10):1217-20.

당신이 생각조차 못 해 본
30년 후 의학 이야기

초판 1쇄 발행 2020. 3. 16.
초판 3쇄 발행 2020. 8. 5.

지은이 윤경식 외 9인

발행인 이상용 이성훈
발행처 청아출판사
출판등록 1979. 11. 13. 제9-84호
주소 경기도 파주시 회동길 363-15
대표전화 031-955-6031 팩시밀리·031-955-6036
E-mail chungabook@naver.com

ISBN 978-89-368-1151-8 03510

* 잘못된 책은 구입한 서점에서 바꾸어 드립니다.
* 본 도서에 대한 문의 사항은 이메일을 통해 주십시오.